日本消化器病学会
炎症性腸疾患（IBD）診療ガイドライン 2020（改訂第 2 版）

Evidence-based Clinical Practice Guidelines for Inflammatory Bowel Disease（IBD）2020（2nd Edition）

JN051374

日本消化器病学会炎症性腸疾患（IBD）診療ガイドライン作成・評価委員会は，炎症性腸疾患（IBD）診療ガイドラインの内容については責任を負うが，実際の臨床行為の結果については各担当医が負うべきである．

炎症性腸疾患（IBD）診療ガイドラインの内容は，一般論として臨床現場の意思決定を支援するものであり，医療訴訟等の資料となるものではない．

日本消化器病学会 2020 年 10 月 1 日

炎症性腸疾患（IBD）診療ガイドライン 2020

改訂第2版

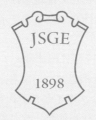

JSGE
1898

編集

日本消化器病学会

協力学会

日本消化管学会, 日本大腸肛門病学会

協力機関

厚生労働科学研究費補助金難治性疾患政策研究事業
「難治性炎症性腸管障害に関する調査研究」班

刊行にあたって

　日本消化器病学会は，2005年に跡見裕理事長（当時）の発議によって，Evidence-Based Medicine（EBM）の手法にそったガイドラインの作成を行うことを決定し，3年余をかけて消化器6疾患（胃食道逆流症（GERD），消化性潰瘍，肝硬変，クローン病，胆石症，慢性膵炎）のガイドライン（第一次ガイドライン）を上梓した．ガイドライン委員会を積み重ね，文献検索範囲，文献採用基準，エビデンスレベル，推奨グレードなどEBM手法の統一性についての合意と，クリニカルクエスチョン（CQ）の設定など，基本的な枠組み設定のもと作成が行われた．ガイドライン作成における利益相反（Conflict of Interest：COI）を重要視し，EBM専門家から提案された基準に基づいてガイドライン委員のCOIを公開している．菅野健太郎理事長（当時）のリーダーシップのもとに学会をあげての事業として継続されたガイドライン作成は，先進的な取り組みであり，わが国の消化器診療の方向性を学会主導で示したものとして大きな価値があったと評価される．

　第一次ガイドラインに次いで，2014年に機能性ディスペプシア（FD），過敏性腸症候群（IBS），大腸ポリープ，NAFLD/NASHの4疾患についても，診療ガイドライン（第二次ガイドライン）を刊行した．この2014年には，第一次ガイドラインも作成後5年が経過するため，先行6疾患のガイドラインの改訂作業も併せて行われた．改訂版では第二次ガイドライン作成と同様，国際的主流となっているGRADE（The Grading of Recommendations Assessment, Development and Evaluation）システムを取り入れている．

　そして，2019〜2021年には本学会の10ガイドラインが刊行後5年を超えることになるため，下瀬川徹理事長（当時）のもと，医学・医療の進歩を取り入れてこれら全てを改訂することとした．2017年8月の第1回ガイドライン委員会においては，10ガイドラインの改訂を決定するとともに，近年，治療法に進歩の認められる「慢性便秘症」も加え，合計11のガイドラインを本学会として発刊することとした．また，各ガイドラインのCQの数は20〜30程度とすること，CQのうち「すでに結論が明らかなもの」はbackground knowledgeとすること，「エビデンスが存在せず，今後の研究課題であるもの」はfuture research question（FRQ）とすることも確認された．

　2018年7月の同年第1回ガイドライン委員会において，11のガイドラインのうち，肝疾患を扱う肝硬変，NAFLD/NASHの2つについては日本肝臓学会との合同ガイドラインとして改訂することが承認された．前版ではいずれも日本肝臓学会は協力学会として発刊されたが，両学会合同であることが，よりエビデンスと信頼を強めるということで両学会にて合意されたものである．また，COI開示については，利益相反委員会が定める方針に基づき厳密に行うことも確認された．同年10月の委員会追補ではbackground knowledgeはbackground question（BQ）に名称変更し，BQ・CQ・FRQと3つのQuestion形式にすることが決められた．

　刊行間近の2019〜2020年には，日本医学会のガイドライン委員会COIに関する規定が改定されたのに伴い，本学会においても規定改定を行い，さらに厳密なCOI管理を行うこととした．また，これまでのガイドライン委員会が各ガイドライン作成委員長の集まりであったことを改め，ガイドライン統括委員会も組織された．これも，社会から信頼されるガイドラインを公表するために必須の変革であったと考える．

　最新のエビデンスを網羅した今回の改訂版は，前版に比べて内容的により充実し，記載の精度も高まっている．必ずや，わが国，そして世界の消化器病の臨床において大きな役割を果たすものと考えている．

　最後に，ガイドライン委員会担当理事として多大なご尽力をいただいた榎本信幸理事，佐々木裕利益相反担当理事，研究推進室長である三輪洋人副理事長，ならびに多くの時間と労力を惜しまず改訂作業を遂行された作成委員会ならびに評価委員会の諸先生，刊行にあたり丁寧なご支援をいただいた南江堂出版部の皆様に心より御礼を申し上げたい．

2020 年 10 月

日本消化器病学会理事長

小池　和彦

統括委員会一覧

委員長	渡辺 純夫	順天堂大学消化器内科
委員	島田 光生	徳島大学消化器・移植外科
	福田 眞作	弘前大学消化器血液内科学
	田妻 進	JA 尾道総合病院
	宮島 哲也	梶谷綜合法律事務所

ガイドライン作成協力

作成方法論	吉田 雅博	国際医療福祉大学市川病院人工透析・一般外科
文献検索	山口直比古	日本医学図書館協会（聖隷佐倉市民病院図書室）

炎症性腸疾患（IBD）診療ガイドライン委員会一覧

協力学会：日本消化管学会，日本大腸肛門病学会
協力機関：厚生労働科学研究費補助金難治性疾患政策研究事業「難治性炎症性腸管障害に関する
　　　　　調査研究」班

作成委員会

委員長	渡辺　守	東京医科歯科大学高等研究院
副委員長	仲瀬　裕志	札幌医科大学消化器内科学
委員	井上　詠	慶應義塾大学病院予防医療センター
	内野　基	兵庫医科大学消化器外科
	江﨑　幹宏	佐賀大学消化器内科
	小林　拓	北里大学北里研究所病院炎症性腸疾患先進治療センター
	猿田　雅之	東京慈恵会医科大学内科学講座消化器・肝臓内科
	新﨑信一郎	大阪大学消化器内科学
	杉本　健	浜松医科大学第1内科
	中村　志郎	大阪医科大学第2内科
	畑　啓介	東京大学腫瘍外科
	平井　郁仁	福岡大学筑紫病院炎症性腸疾患センター
	平岡佐規子	岡山大学病院炎症性腸疾患センター
	藤井　俊光	東京医科歯科大学消化器内科
	松浦　稔	杏林大学消化器内科学
	松岡　克善	東邦大学医療センター佐倉病院内科
	渡辺　憲治	兵庫医科大学炎症性腸疾患センター内科

評価委員会

委員長	久松　理一	杏林大学消化器内科学
副委員長	伊藤　俊之	滋賀医科大学医学・看護学教育センター
委員	長沼　誠	関西医科大学内科学第三講座

作成協力者

芦塚　伸也	宮崎大学内科学講座循環体液制御学分野
梅野　淳嗣	九州大学病態機能内科
上村　修司	鹿児島大学病院光学医療診療部（消化器内科）
北詰　良雄	東京医科歯科大学放射線診断科
坂田　資尚	佐賀大学消化器内科
高津　典孝	福岡大学筑紫病院炎症性腸疾患センター
竹中　健人	東京医科歯科大学消化器内科
鳥巣　剛弘	九州大学病態機能内科
平野　敦士	九州大学病態機能内科
藤岡　審	九州大学病態機能内科
冬野　雄太	九州大学病態機能内科
三好　潤	杏林大学消化器内科学
良原　丈夫	大阪大学消化器内科学

炎症性腸疾患（IBD）診療ガイドライン作成の手順

　―診療ガイドラインの目的とは，当該疾患の診療にかかわる医療提供者および患者に適正な診療指標を提示し，患者アウトカムを改善することである―

1. 改訂の経緯

　潰瘍性大腸炎診療ガイドラインの初版として，厚生労働省難治性炎症性腸管障害に関する調査研究班のプロジェクトグループにより開発された「エビデンスとコンセンサスを統合した潰瘍性大腸炎の診療ガイドライン」が 2006 年に公開された．続いてクローン病のみを対象とした診療ガイドラインが 2010 年に公表された．

　その後，日本消化器病学会により消化器 6 疾患（GERD，消化性潰瘍，胆石症，慢性膵炎，IBD，肝硬変）の診療ガイドライン改訂が計画され，IBD 診療ガイドラインは 2016 年に刊行された．それから 4 年間で，IBD 分野では病態に基づく新薬の開発に加えて，新しいエビデンスが蓄積されつつある．今回，小池和彦理事長，三輪洋人副理事長・研究推進室長，榎本信幸担当理事の提唱により，2016 年 IBD 診療ガイドラインを改訂することとなった．本診療ガイドラインは，利用対象として IBD 患者を診る機会のある消化器医を中心とした医療提供者を想定して開発されている．

2. 改訂の手順

1）診療ガイドライン改訂委員会の設立

　作成委員会は，委員長・渡辺　守，副委員長・仲瀬裕志，委員として井上　詠，内野　基，江﨑幹宏，小林　拓，猿田雅之，新﨑信一郎，杉本　健，中村志郎，畑　啓介，平井郁仁，平岡佐規子，藤井俊光，松浦　稔，松岡克善，渡辺憲治で構成された．評価委員会は，委員長・久松理一，副委員長・伊藤俊之，委員は長沼　誠で構成された．

2）基本方針

　前ガイドラインの方針に従い，海外の多くの診療ガイドラインで用いられるようになった GRADE システムの基本概念をできるだけ取り入れ，システマティックレビューによるエビデンス総体を重視した診療指標の作成を行った．

3）作成方法

　実際のガイドライン作成にあたっては，face to face の作成委員会ならびにメール審議を重ね，クエスチョン案を作成し項目を立てた．前回のガイドラインの Clinical Question（CQ）はまず全面的に見直され，以下のように分類された．

1.　Background Question（BQ）：すでに結論が明らかなもの，過去のガイドラインにおいてほぼ合意が得られているもの．
2.　Clinical Question（CQ）：診療の方向を左右する疑問かつ網羅的文献検索によって推奨と根拠水準を決定できるもの．
3.　Future Research Question（FRQ）：現在の網羅的文献検索によっても，推奨と根拠水準が決定できないもの（エビデンスが存在しない．今後の研究課題）

　前ガイドラインでは 59 の CQ が，一方，今回のガイドラインでは，BQ：41，CQ：15，

FRQ：16 の計 72 のクエスチョンが記載されることとなった．クエスチョンごとに文献検索を作成し，CQ・FRQ については，英文：1983 年～2019 年 4 月，和文：1983 年～2019 年 5 月を検索期間として日本医学図書館協会に委託し PubMed や医学中央雑誌などでも文献検索を行った．今回，一部の CQ では，メタアナリシスも作成され，現在論文として投稿中である．なお，BQ に関しては，各委員によりハンドサーチにより参考文献が検索され，検索期間は適用されていない．そして，ステートメントと解説を完成し，推奨の強さとエビデンスレベルは作成委員会での Delphi 法による審議で決定した．ステートメントの文言の適切性を 17 人の作成委員が独立して評価した．評価は 9 段階で（9＝最も適切，1＝最も不適切），評価の中央値が 9 または 8 の場合を強い推奨（推奨する），7 の場合を弱い推奨（提案する）とした．結果として全ステートメントで推奨合意（中央値 7 以上）が得られたが，一部のステートメントで評価のばらつきがあり，再評価による合意形成を必要とした．

作成委員会案を評価委員会に提出し，評価コメントを集約後，担当作成委員にフィードバックし，必要な修正を行った．この過程をもう一度繰り返し，最終案が策定された．最終案は，2020 年 8 月 3 日～17 日まで日本消化器病学会のホームページに掲載されパブリックコメントを募集した．

3．使用法

本ガイドラインは，IBD の疾患概念，診断，治療，経過観察などに関する標準的な内容を記載し，臨床現場での意思決定を支援するものである．日本消化器病学会 IBD 診療ガイドライン作成・評価委員会のコンセンサスに基づいて作成し，記述内容に関しては責任を負うが，個々の治療結果についての責任は治療担当医に帰属すべきもので，日本消化器病学会および本ガイドライン作成・評価委員会は責任を負わない．また，本ガイドラインの記載内容は，医療訴訟などの法的根拠として用いられるものではないことを明記しておく．

4．診療アルゴリズムの構成

本ガイドラインでは，以下の診療アルゴリズムをフローチャートで示した（図は 9 点）．
病態ごとに治療選択が異なる IBD では治療が複雑となる場合もあるが，最大限簡素化している．
　○潰瘍性大腸炎の診断的アプローチ（フローチャート 1）
　○軽症～中等症の活動期左側大腸炎型（S 状結腸を越えない）・直腸炎型潰瘍性大腸炎に対する寛解導入療法（フローチャート 2）
　○軽症～中等症の活動期全大腸炎型・右側あるいは区域性大腸炎型左側大腸炎型（S 状結腸を越える）潰瘍性大腸炎に対する寛解導入療法（フローチャート 3）
　○重症潰瘍性大腸炎に対する治療（フローチャート 4）
　○潰瘍性大腸炎難治例の治療（維持療法を含む）（フローチャート 5）
　○クローン病の診断的アプローチ（フローチャート 6）
　○活動期クローン病に対する寛解導入治療（フローチャート 7）
　○クローン病の消化管合併症に対する治療（フローチャート 8）
　○寛解期クローン病に対する維持治療（フローチャート 9）

5. 今後の展望

　IBD 診断・治療の動向は日進月歩である．新たなエビデンスの蓄積や，新規治療薬の承認により，IBD の治療体系は大きく変わってきたといえる．今後は，Artificial intelligence を用いた診断も日常臨床に応用される日がくるであろう．したがって，次のガイドラインの発刊までに，臨床現場で知っておくべきエビデンスレベルの高い内容や新規治療に関しては，Annual Review などによる補塡が必要となるかもしれない．

　このガイドライン作成にあたり，文献の絞り込みの過程からステートメントおよび解説作成まで多大な時間と労力を必要とした．本当に大変な作業であったと思う．作成委員および評価委員会の各先生方にこの場をお借りして心から感謝申し上げたい．そして，ご協力をいただいた日本消化器病学会事務局と南江堂の関係諸氏にも深謝したい．

2020 年 10 月

日本消化器病学会炎症性腸疾患（IBD）診療ガイドライン作成委員長

渡辺　守

日本消化器病学会炎症性腸疾患（IBD）診療ガイドライン作成副委員長

仲瀬　裕志

本ガイドライン作成方法

1. エビデンス収集

　前版（炎症性腸疾患（IBD）診療ガイドライン2016）で行われた系統的検索によって得られた論文に加え，今回新たに以下の作業を行ってエビデンスを収集した．

　ガイドラインの構成を臨床疑問（clinical question：CQ），および背景疑問（background question：BQ），CQ として取り上げるにはデータが不足しているものの今後の重要課題と考えられる future research question（FRQ）に分類し，このうち CQ および FRQ ついてはキーワードを抽出して学術論文を収集した．データベースは，英文論文は MEDLINE，Cochrane Library を用いて，日本語論文は医学中央雑誌を用いた．CQ および FRQ については，英文は1983年〜2019年4月末，和文は1983年〜2019年5月末を文献検索の対象期間とした．また，検索期間以降2020年2月までの重要かつ新しいエビデンスについてはハンドサーチにより適宜追加し，検索期間外論文として掲載した．各キーワードおよび検索式は日本消化器病学会ホームページに掲載する予定である．なお，BQ についてはすべてハンドサーチにより文献検索を行った．

　収集した論文のうち，ヒトに対して行われた臨床研究を採用し，動物実験に関する論文は原則として除外した．患者データに基づかない専門家個人の意見は参考にしたが，エビデンスとしては用いなかった．

2. エビデンス総体の評価方法

1）各論文の評価：構造化抄録の作成

　各論文に対して，研究デザイン[1]（表1）を含め，論文情報を要約した構造化抄録を作成した．さらに RCT や観察研究に対して，Cochrane Handbook[2] や Minds 診療ガイドライン作成の手引き[1] のチェックリストを参考にしてバイアスのリスクを判定した（表2）．総体としてのエビデンス評価は，GRADE（The Grading of Recommendations Assessment, Development and Evaluation）アプローチ[3~22] の考え方を参考にして評価し，CQ 各項目に対する総体としてのエビデンスの質を決定し表記した（表3）．

表1　研究デザイン

各文献へは下記9種類の「研究デザイン」を付記した．
(1) メタ（システマティックレビュー /RCT のメタアナリシス）
(2) ランダム（ランダム化比較試験）
(3) 非ランダム（非ランダム化比較試験）
(4) コホート（分析疫学的研究（コホート研究））
(5) ケースコントロール（分析疫学的研究（症例対照研究））
(6) 横断（分析疫学的研究（横断研究））
(7) ケースシリーズ（記述研究（症例報告やケース・シリーズ））
(8) ガイドライン（診療ガイドライン）
(9) （記載なし）（患者データに基づかない，専門委員会や専門家個人の意見は，参考にしたが，エビデンスとしては用いないこととした）

表2　バイアスリスク評価項目

選択バイアス	（1）ランダム系列生成 ・患者の割付がランダム化されているかについて，詳細に記載されているか
	（2）コンシールメント ・患者を組み入れる担当者に，組み入れる患者の隠蔽化がなされているか
実行バイアス	（3）盲検化 ・被験者は盲検化されているか，ケア供給者は盲検化されているか
検出バイアス	（4）盲検化 ・アウトカム評価者は盲検化されているか
症例減少バイアス	（5）ITT 解析 ・ITT 解析の原則を掲げて，追跡からの脱落者に対してその原則を遵守しているか
	（6）アウトカム報告バイアス ・それぞれの主アウトカムに対するデータが完全に報告されているか（解析における採用および除外データを含めて）
	（7）その他のバイアス ・選択アウトカム報告・研究計画書に記載されているにもかかわらず，報告されていないアウトカムがないか ・早期試験中止・利益があったとして，試験を早期中止していないか ・その他のバイアス

表3　エビデンスの質

A：質の高いエビデンス（High）
真の効果がその効果推定値に近似していると確信できる．

B：中程度の質のエビデンス（Moderate）
効果の推定値が中程度信頼できる．
真の効果は，効果の効果推定値におおよそ近いが，それが実質的に異なる可能性もある．

C：質の低いエビデンス（Low）
効果推定値に対する信頼は限定的である．
真の効果は，効果の推定値と，実質的に異なるかもしれない．

D：非常に質の低いエビデンス（Very Low）
効果推定値がほとんど信頼できない．
真の効果は，効果の推定値と実質的におおよそ異なりそうである．

2）アウトカムごと，研究デザインごとの蓄積された複数論文の総合評価
（1）初期評価：各研究デザイン群の評価
　・メタ群，ランダム群＝「初期評価 A」
　・非ランダム群，コホート群，ケースコントロール群，横断群＝「初期評価 C」
　・ケースシリーズ群＝「初期評価 D」
（2）エビデンスの確実性（強さ）を下げる要因の有無の評価
　・研究の質にバイアスリスクがある
　・結果に非一貫性がある
　・エビデンスの非直接性がある
　・データが不精確である
　・出版バイアスの可能性が高い
（3）エビデンスの確実性（強さ）を上げる要因の有無の評価
　・大きな効果があり，交絡因子がない

・用量−反応勾配がある

・可能性のある交絡因子が，真の効果をより弱めている

(4) 総合評価：最終的なエビデンスの質「A，B，C，D」を評価判定した．

3) エビデンスの質の定義方法

エビデンスの確実性（強さ）は海外と日本で別の記載とせずに1つとした．またエビデンスは複数文献を統合・作成したエビデンス総体（body of evidence）とし，**表3**のA〜Dで表記した．

4) メタアナリシス

システマティックレビューを行い，必要に応じてメタアナリシスを引用し，本文中に記載した．

3. 推奨の強さの決定

以上の作業によって得られた結果をもとに，治療の推奨文章の案を作成提示した．次に推奨の強さを決めるために作成委員によるコンセンサス形成を図った．

推奨の強さは，①エビデンスの確実性（強さ），②患者の希望，③益と害，④コスト評価，の4項目を評価項目とした．コンセンサス形成方法はDelphi法を用い，17名の作成委員がステートメントごとに9段階の尺度（1＝きわめて不適切，9＝きわめて適切）によりステートメントの適切性を評価し，その中央値（Delphi中央値）を算出して**表4**に示す推奨の強さを決定した．1回目で中央値が7未満の場合，ならびに適切性の値の幅が4以上の場合は，1回目の中央値と評価の幅を示したうえで，再評価を行った．

推奨の強さは「強：強い推奨」，「弱：弱い推奨」の2通りであるが，「強く推奨する」や「弱く推奨する」という文言は馴染まないため，下記のとおり表記した．Delphi中央値を推奨の強さの次に括弧書きで記載した．

表4　推奨の強さ

推奨度	Delphi中央値	
強（強い推奨）	8〜9	"実施する"ことを推奨する "実施しない"ことを推奨する
弱（弱い推奨）	7	"実施する"ことを提案する "実施しない"ことを提案する

4. 本ガイドラインの対象

1) 利用対象：一般臨床医

2) 診療対象：成人の患者を対象とした．小児は対象外とした．

5. 改訂について

本ガイドラインは改訂第2版であり，今後も日本消化器病学会ガイドライン委員会を中心として継続的な改訂を予定している．

6. 作成費用について

本ガイドラインの作成はすべて日本消化器病学会が費用を負担しており，他企業からの資金

提供はない.

7. 利益相反について

1）日本消化器病学会ガイドライン委員会では，統括委員・各ガイドライン作成・評価委員と企業との経済的な関係につき，各委員から利益相反状況の申告を得た（詳細は「利益相反（COI）に関する開示」に記す）.

2）本ガイドラインでは，利益相反への対応として，関連する協力学会の参加によって意見の偏りを防ぎ，さらに委員による投票によって公平性を担保するように努めた. また，出版前のパブリックコメントを学会員から受け付けることで幅広い意見を収集した.

8. ガイドライン普及と活用促進のための工夫

1）フローチャートを提示して，利用者の利便性を高めた.

2）書籍として出版するとともに，インターネット掲載を行う予定である.

・日本消化器病学会ホームページ

・日本医療機能評価機構 EBM 医療情報事業（Minds）ホームページ

3）市民向けガイドライン情報提供として，わかりやすい解説を作成し，日本消化器病学会ホームページにて公開予定である.

■引用文献

1）福井次矢，山口直人（監修）. Minds 診療ガイドライン作成の手引き 2014, 医学書院，東京，2014

2）Higgins JPT, Thomas J, Chandler J, et al (eds). Cochrane Handbook for Systematic Reviews of Interventions version 6.0 (updated July 2019). <https://training.cochrane.org/handbook/current>［最終アクセス 2020 年 3 月 30 日］

3）相原守夫. 診療ガイドラインのための GRADE システム，第 3 版，中外医学社，東京，2018

4）The GRADE working group. Grading quality of evidence and strength of recommendations. BMJ 2004; **328**: 1490-1494 (printed, abridged version)

5）Guyatt GH, Oxman AD, Vist G, et al; GRADE Working Group. Rating quality of evidence and strength of recommendations GRADE: an emerging consensus on rating quality of evidence and strength of recommendations. BMJ 2008; **336**: 924-926

6）Guyatt GH, Oxman AD, Kunz R, et al; GRADE Working Group. Rating quality of evidence and strength of recommendations: What is "quality of evidence" and why is it important to clinicians? BMJ 2008; **336**: 995-998

7）Schünemann HJ, Oxman AD, Brozek J, et al; GRADE Working Group. Grading quality of evidence and strength of recommendations for diagnostic tests and strategies. BMJ 2008; **336**: 1106-1110

8）Guyatt GH, Oxman AD, Kunz R, et al; GRADE working group. Rating quality of evidence and strength of recommendations: incorporating considerations of resources use into grading recommendations. BMJ 2008; **336**: 1170-1173

9）Guyatt GH, Oxman AD, Kunz R, et al; GRADE Working Group. Rating quality of evidence and strength of recommendations: going from evidence to recommendations. BMJ 2008; **336**: 1049-1051

10）Jaeschke R, Guyatt GH, Dellinger P, et al; GRADE working group. Use of GRADE grid to reach decisions on clinical practice guidelines when consensus is elusive. BMJ 2008; **337**: a744

11）Guyatt G, Oxman AD, Akl E, et al. GRADE guidelines 1. Introduction-GRADE evidence profiles and summary of findings tables. J Clin Epidemiol 2011; **64**: 383-394

12）Guyatt GH, Oxman AD, Kunz R, et al. GRADE guidelines 2. Framing the question and deciding on important outcomes.J Clin Epidemiol 2011; **64**: 295-400

13）Balshem H, Helfand M, Schunemann HJ, et al. GRADE guidelines 3: rating the quality of evidence. J Clin Epidemiol 2011; **64**: 401-406

14）Guyatt GH, Oxman AD, Vist G, et al. GRADE guidelines 4: rating the quality of evidence - study limitation (risk of bias). J Clin Epidemiol 2011; **64**: 407-415

15）Guyatt GH, Oxman AD, Montori V, et al. GRADE guidelines 5: rating the quality of evidence - publication bias. J Clin Epidemiol 2011; **64**: 1277-1282

16) Guyatt G, Oxman AD, Kunz R, et al. GRADE guidelines 6. Rating the quality of evidence - imprecision. J Clin Epidemiol 2011; **64**: 1283-1293

17) Guyatt GH, Oxman AD, Kunz R, et al; The GRADE Working Group. GRADE guidelines: 7. Rating the quality of evidence - inconsistency. J Clin Epidemiol 2011; **64**: 1294-1302

18) Guyatt GH, Oxman AD, Kunz R, et al; The GRADE Working Group. GRADE guidelines: 8. Rating the quality of evidence - indirectness. J Clin Epidemiol 2011; **64**: 1303-1310

19) Guyatt GH, Oxman AD, Sultan S, et al; The GRADE Working Group. GRADE guidelines: 9. Rating up the quality of evidence. J Clin Epidemiol 2011; **64**: 1311-1316

20) Brunetti M, Shemilt I, et al; The GRADE Working. GRADE guidelines: 10. Considering resource use and rating the quality of economic evidence. J Clin Epidemiol 2013; **66**: 140-150

21) Guyatt G, Oxman AD, Sultan S, et al. GRADE guidelines: 11. Making an overall rating of confidence in effect estimates for a single outcome and for all outcomes. J Clin Epidemiol 2013; **66**: 151-157

22) Guyatt GH, Oxman AD, Santesso N, et al. GRADE guidelines 12. Preparing Summary of Findings tables-binary outcomes. J Clin Epidemiol 2013; **66**: 158-172

本ガイドラインの構成

第1章　総論
　(1) 定義・疫学
　(2) 診断
　(3) 治療
　(4) 特殊状況

第2章　診断，その他

第3章　治療
　(1) 5-ASA 製剤
　(2) 血球成分除去療法 (CAP)
　(3) ステロイド
　(4) チオプリン製剤
　(5) カルシニューリン阻害薬
　(6) ウステキヌマブ
　(7) 抗 TNFα 抗体製剤
　(8) トファシチニブ
　(9) ベドリズマブ
　(10) 内視鏡的治療
　(11) 外科的治療

フローチャート

フローチャート1：潰瘍性大腸炎の診断的アプローチ

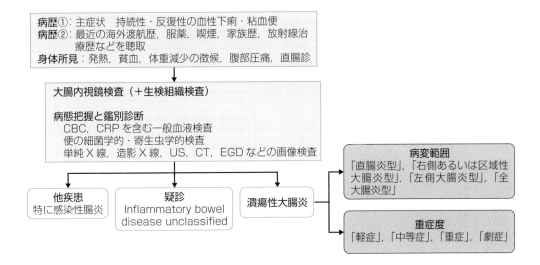

CBC：全血算，CRP：C反応性蛋白，EGD：上部消化管内視鏡検査

厚生労働省科学研究費補助金 難治性疾患等政策研究事業「難治性炎症性腸管障害に関する調査研究」（鈴木班）令和元年度分担研究報告書 潰瘍性大腸炎・クローン病診断基準・治療指針 令和元年度 改訂版（令和2年3月31日），2020 を参考に作成

フローチャート2：軽症〜中等症の活動期左側大腸炎型（S状結腸を越えない）・直腸炎型潰瘍性大腸炎に対する寛解導入療法

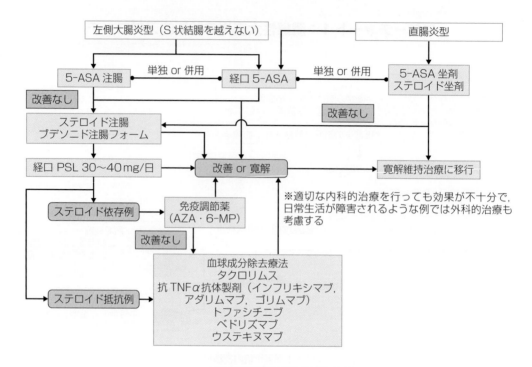

厚生労働省科学研究費補助金 難治性疾患等政策研究事業「難治性炎症性腸管障害に関する調査研究」（鈴木班）令和元年度分担研究報告書 潰瘍性大腸炎・クローン病診断基準・治療指針 令和元年度 改訂版（令和2年3月31日），2020を参考に作成

フローチャート3：軽症〜中等症の活動期全大腸炎型・右側あるいは区域性大腸炎型左側大腸炎型（S状結腸を越える）潰瘍性大腸炎に対する寛解導入療法

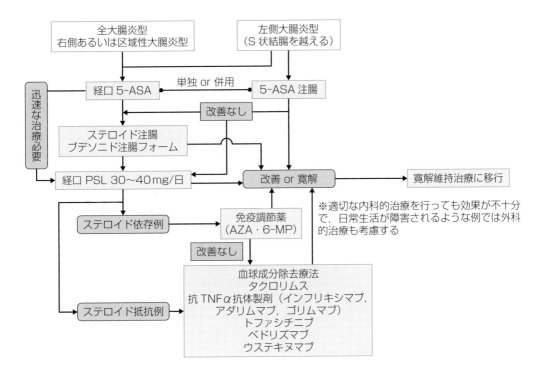

厚生労働省科学研究費補助金 難治性疾患等政策研究事業「難治性炎症性腸管障害に関する調査研究」（鈴木班）令和元年度分担研究報告書 潰瘍性大腸炎・クローン病診断基準・治療指針 令和元年度 改訂版（令和2年3月31日），2020を参考に作成

フローチャート4：重症潰瘍性大腸炎に対する治療

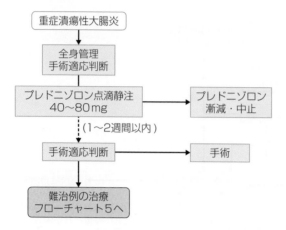

厚生労働省科学研究費補助金 難治性疾患等政策研究事業「難治性炎症性腸管障害に関する調査研究」（鈴木班）令和元年度分担研究報告書 潰瘍性大腸炎・クローン病診断基準・治療指針 令和元年度 改訂版（令和2年3月31日），2020を参考に作成

フローチャート5：潰瘍性大腸炎難治例の治療（維持療法を含む）

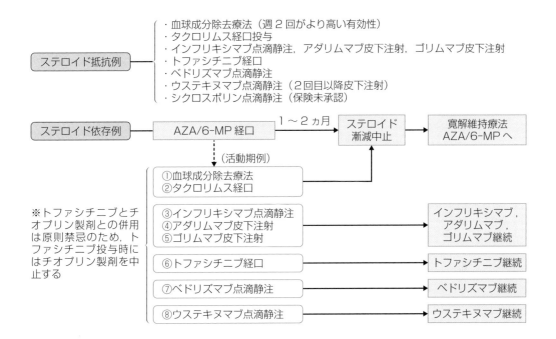

※トファシチニブとチオプリン製剤との併用は原則禁忌のため，トファシチニブ投与時にはチオプリン製剤を中止する

厚生労働省科学研究費補助金 難治性疾患等政策研究事業「難治性炎症性腸管障害に関する調査研究」（鈴木班）令和元年度分担研究報告書　潰瘍性大腸炎・クローン病診断基準・治療指針　令和元年度 改訂版（令和2年3月31日），2020を参考に作成

フローチャート6：クローン病の診断的アプローチ

病歴：慢性の腹痛，下痢，血便，発熱，
　　　体重減少，肛門病変（特に若年者）
　　　抗菌薬服薬歴，海外渡航歴
身体所見：腹部圧痛，腫瘤触知，肛門病変

大腸内視鏡検査＋生検（終末回腸の観察を含む）
病態把握と鑑別診断：
①一般検査
　CBC，CRP，アルブミンなどの血液検査・便の細菌学的・寄生虫学的検査
②画像検査
　単純X線，US，CT，MRI，造影X線，CT/MR enterography，EGD，
　小腸内視鏡，小腸カプセル内視鏡

他疾患：潰瘍性大腸炎，
　急性虫垂炎，大腸憩室炎，
　腸結核，腸管ベーチェット病
　　　　など

クローン病疑診
Inflammatory
bowel disease
unclassified

クローン病

病変部位
「小腸型」「大腸型」「小腸大腸型」

疾患パターン
「非狭窄，非穿通型」，「狭窄型」，「穿通型」

重症度
「軽症」「中等症」「重症」

厚生労働省科学研究費補助金 難治性疾患等政策研究事業「難治性炎症性腸管障害に関する調査研究」（鈴木班）令和元年度分担研究報告書　潰瘍性大腸炎・クローン病診断基準・治療指針　令和元年度 改訂版（令和2年3月31日），2020 を参考に作成

フローチャート7：活動期クローン病に対する寛解導入治療

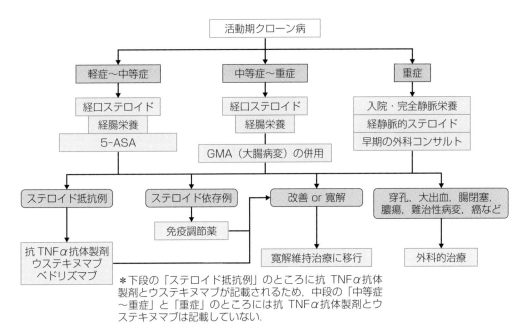

＊下段の「ステロイド抵抗例」のところに抗 TNFα抗体製剤とウステキヌマブが記載されるため，中段の「中等症〜重症」と「重症」のところには抗 TNFα抗体製剤とウステキヌマブは記載していない．

GMA：顆粒球単球除去療法

厚生労働省科学研究費補助金 難治性疾患等政策研究事業「難治性炎症性腸管障害に関する調査研究」（鈴木班）令和元年度分担研究報告書　潰瘍性大腸炎・クローン病診断基準・治療指針　令和元年度 改訂版（令和2年3月31日），2020 を参考に作成

フローチャート 8：クローン病の消化管合併症に対する治療

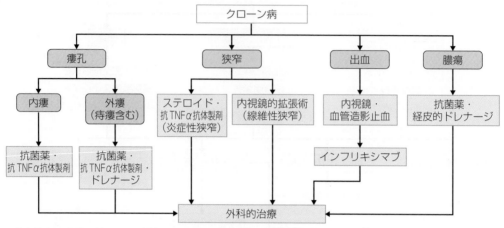

※それぞれの病態に対し，外科的治療の適応の是非をまず検討する

厚生労働省科学研究費補助金 難治性疾患等政策研究事業「難治性炎症性腸管障害に関する調査研究」（鈴木班）令和元年度分担研究報告書　潰瘍性大腸炎・クローン病診断基準・治療指針　令和元年度 改訂版（令和 2 年 3 月 31 日），2020 を参考に作成

フローチャート9：寛解期クローン病に対する維持治療

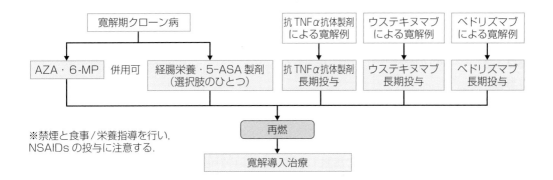

※禁煙と食事／栄養指導を行い，
NSAIDs の投与に注意する.

厚生労働省科学研究費補助金 難治性疾患等政策研究事業「難治性炎症性腸管障害に関する調査研究」（鈴木班）令和元年度分担研究報告書　潰瘍性大腸炎・クローン病診断基準・治療指針　令和元年度 改訂版（令和2年3月31日），2020 を参考に作成

クエスチョン一覧

略語一覧

6-MP	mercaptopurine	メルカプトプリン
ADM	adalimumab	アダリムマブ
ASA	aminosalicylic acid	アミノサリチル酸
AZA	azathioprine	アザチオプリン
CAP	cytapheresis	血球成分除去療法
CBC	complete blood count	全血算
CCE	colon capsule endoscopy	大腸カプセル内視鏡
CD	Crohn's disease	クローン病
CDAI	Crohn's Disease Activity Index	クローン病活動指数
CDEIS	Crohn's Disease Endoscopic Index of Severity	
CE	capsule endoscopy	カプセル内視鏡検査
CI	confidence interval	信頼区間
CN	Calcineurin	カルシニューリン
CRP	C-reactive protein	C反応性蛋白
CS	colonoscopy	大腸内視鏡検査
CsA	cyclosporine	シクロスポリン
CTE	CT enterography	
DLST	drug-induced lymphocyte stimulation	
EGD	esophagogastroduodenoscopy	上部消化管内視鏡検査
EMR	endoscopic mucosal resection	内視鏡的粘膜切除術
ESD	endoscopic submucosal dissection	内視鏡的粘膜下層剝離術
EUA	examination under anesthesia	
FIT	fecal immunochemical test	免疫学的便潜血検査
GMA	granulocyte/monocytapheresis	顆粒球単球除去療法
IBD	inflammatory bowel disease	炎症性腸疾患
IBDU	inflammatory bowel disease unclassified	
IFX	infliximab	インフリキシマブ
IGRA	interferon-gamma release assay	インターフェロンγ遊離試験
IOIBD	International Organization for study of Inflammatory Bowel Disease	
LCAP	leukocytapheresis	
MES	Mayo endoscopic subscore	
MMX	Multi Matrix System™	
MRE	MR enterography	
MREC	MR enterocolonography	
NBI	narrow band imaging	
NSAIDs	non-steroidal anti-inflammatory drug	非ステロイド抗炎症薬
NUDT15	Nucleoside diphosphate-linked moiety X-type motif	
PML	progressive multifocal leukoencephalopathy	進行性多巣性白質脳症
PSC	primary sclerosing cholangitis	原発性硬化性胆管炎
PSL	prednisolone	プレドニゾロン
QOL	quality of life	生活の質

RR	risk ratio	リスク比
SASP	salazosulfapyridine	サラゾスルファピリジン
SBCE	small bowel capsule endoscopy	小腸カプセル内視鏡
SES-CD	Simple Endoscopic Score for Crohn's Disease	
SIR	standardized incidence ratio	
TAC	tacrolimus	タクロリムス
TNF	tumor necrosis factor	腫瘍壊死因子
UC	ulcerative colitis	潰瘍性大腸炎
UCEIS	Ulcerative Colitis Endoscopic Index of Severity	
VDZ	vedolizumab	ベドリズマブ

第1章
総論

炎症性腸疾患（IBD）とは？

回答

● 炎症性腸疾患（IBD）は慢性あるいは寛解・再燃性の腸管の炎症性疾患を総称し，一般に潰瘍性大腸炎（UC）とクローン病（CD）の2疾患を指す．
● UC は大腸粘膜を直腸側から連続性におかし，しばしばびらんや潰瘍を形成する原因不明のびまん性非特異性炎症である．
● CD は非連続性に分布する全層性肉芽腫性炎症や瘻孔を特徴とする原因不明の慢性炎症性疾患である．

解説

　炎症性腸疾患（inflammatory bowel disease：IBD）は慢性あるいは寛解・再燃性の腸管の炎症性疾患を総称し，原因不明の IBD の多くを占める潰瘍性大腸炎（ulcerative colitis：UC）とクローン病（Crohn's disease：CD）の2疾患を本ガイドラインの対象とする．ともに原因不明で複雑な病態を有し，主として腸管を傷害し種々の臨床症状を呈する．

　UC は大腸粘膜を直腸から連続性におかし，しばしばびらんや潰瘍を形成する原因不明のびまん性非特異性炎症である．その経過中に再燃と寛解を繰り返すことが多く，腸管外合併症を伴うことがある．長期かつ広範囲に大腸をおかす場合には癌化の傾向がある[1]．

　CD は非連続性に分布する全層性肉芽腫性炎症や瘻孔を特徴とする原因不明の慢性炎症性疾患である．口腔から肛門まで消化管のどの部位にも病変を生じうるが，小腸・大腸（特に回盲部），肛門周囲に好発する[2]．

　IBD は遺伝的な素因に食餌や感染などの環境因子が関与して腸管免疫や腸管内細菌叢の異常をきたして発症すると考えられているが，いまだに原因は解明されていない．両疾患とも若年で発症し，腹痛，下痢，血便などの症状を呈し，再燃と寛解を繰り返しながら慢性に持続するため，日常の QOL は低下することが多い．また，関節，皮膚，眼など全身に腸管外合併症をきたすこともある．

　このように共通点や類似点が多いことから UC と CD は IBD と総称されているが，病変の部位，形態や病態は明らかに異なり，それぞれ独立した疾患と考えられる．診断・治療介入法や経過観察もやや異なるため，鑑別する必要がある．しかし，UC または CD と鑑別できない腸炎例を分類不能腸炎*と呼ぶ．

*分類不能腸炎
・inflammatory bowel disease unclassified（IBDU）：外科手術標本が得られていない（つまりは手術を受けていない）患者で，臨床経過，内視鏡所見，組織学的検査などを組み合わせても診断困難な症例に対して使われる．
・indeterminate colitis：原則として，その診断に外科手術標本が使用され，UC と CD の2つの側面を有する症例に対して使われる．

▓ 文献 ▓

1) Kornbluth A, Sachar DB; The Practice Parameters Committee of the American College of Gastroenterology. Ulcerative colitis practice guidelines in adults: American College Of Gastroenterology, Practice Parameters Committee. Am J Gastroenterol 2010; **105**: 501-523（ガイドライン）

2) Lichtenstein GR, Hanauer S, Sandborn WJ; The Practice Parameters Committee of the American College of Gastroenterology. Management of Crohn's disease in adults. Am J Gastroenterol 2009; **104**: 465-483（ガイドライン）

IBD の疫学は？

回答

● IBD 患者数は，疫学調査からは UC 約 22 万人以上，CD 約 7 万人以上と推察される.

● UC，CD ともに比較的若年に発症し，10 歳代後半から 30 歳代前半に好発する.

解説

　2015 年 1 月の医療費助成制度の改正に伴い，UC 軽症者は原則として助成の対象から外れることとなった. このような背景を受け，2015 年度以降の受給者証所持者数は減少している. また，CD 患者数に関しても，UC 同様受給者証所持者数は減少している[1]. その結果，現在の医療受給証交付件数から UC 約 12.8 万人以上，CD 約 4.1 万人以上と類推される（図 1）. 一方，厚生労働省難治性炎症性腸管障害に関する調査研究班が 2014 年に行った疫学調査では UC 約 22

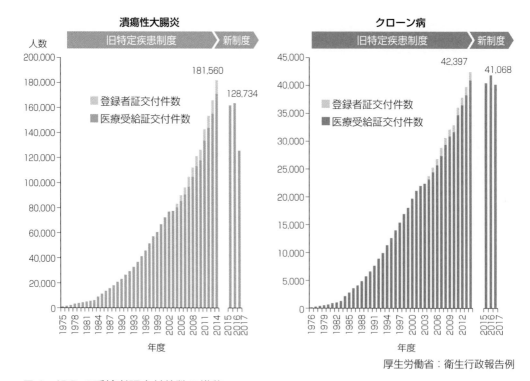

図 1　IBD の受給者証交付件数の推移

（厚生労働省難病情報センターホームページ　http://www.nanbyou.or.jp [1] より引用）

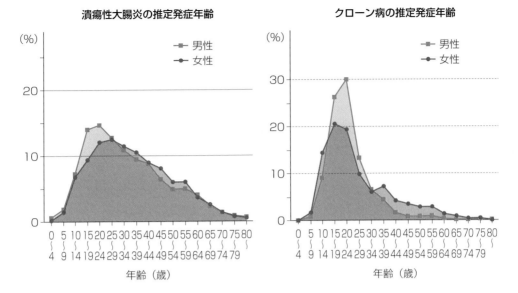

図2　IBD の推定発症年齢
（厚生労働省難病情報センターホームページ　http://www.nanbyou.or.jp [1] より引用）

万人以上，CD 約7万人と推察された[1, 2]．このように IBD 患者数は増加傾向にあると思われるが，正確な患者数は不明となっているのが現状である．

　UC，CD ともに比較的若年に発症し，10歳代後半から30歳代前半に好発することが知られている（図2）[1]．しかし，高齢発症の IBD は決してまれではないことに加え，IBD は生命予後が比較的良好で経過が長く，また近年高齢者人口が増加しているため，有病者は次第に高齢層へと移行し，今では高齢の IBD 患者を診る機会も増えている．

　2014年の疫学調査では，日本における人口10万人あたりの UC，CD の罹患率は，各々172.9人，55.6人であり，また，UC における男女比は1.24，CD では2.4と報告されている[2]．

文献

1)　厚生労働省難病情報センターホームページ　http://www.nanbyou.or.jp（2020年9月30日閲覧）
2)　Murakami Y, Nishiwaki Y, Oba MS, et al. Estimated prevalence of ulcerative colitis and Crohn's disease in Japan in 2014: an analysis of a nationwide survey. J Gastroenterol 2019; **54**: 1070-1077

IBD の発症要因・増悪因子は？

回答

- UC および CD の発症と関連する複数の遺伝子座が報告されている.
- UC/CD の原因は解明されていないが，ある種の食事内容との関連が報告されている.
- 喫煙や虫垂切除は UC に対し防御的に働くと報告されている.
- 現在の喫煙は CD 発症の危険因子であると報告されている.
- 経口避妊薬や NSAIDs は IBD 発症との関連が報告されている.
- IBD の病態には dysbiosis が関与している.

解説

　IBD の原因はいまだ明らかにされていない．遺伝的素因を有する個体に様々な環境因子が関与して腸粘膜の免疫系の調節機構が障害されて炎症が生じるというのが，現在の国際的なコンセンサスである．血縁者内の IBD 罹患率がやや高いことが知られ，家族内集積例の報告もあることから，何らかの遺伝的機序が関与していることが推測されている．日本でも疾患感受性遺伝子の研究が進められているが，海外との差異もあり一定の結果が得られていない．約 1 万人の UC 患者を含む 15 のゲノムワイド研究のメタアナリシスによると，163 の遺伝子座が慢性 IBD と関連し，そのうちの 133 の遺伝子座が UC と関連している[1]．日本の多施設の症例対照研究によると，砂糖菓子の摂取は UC の発症と関連し，ビタミン C の摂取は UC の発症と負の相関を認める[2]．近年，イソフラボン（エストロゲンと同様の構造を有する）の高摂取者（特に女性）では，UC の発症が約 2 倍になるとする研究結果が日本から報告されている[3]．喫煙と UC に関するメタアナリシスによると現在の喫煙（current smoker）は UC の進展と負の相関を認め（オッズ比 0.58，95％CI 0.45〜0.75），一方，喫煙歴のあること（former smoker）は UC 発症の危険因子であった（オッズ比 1.79，95％CI 1.37〜2.34）[4]．また，現在の喫煙に関しては CD 発症の危険因子であることを考慮する必要がある（オッズ比 1.76，95％CI 1.40〜2.22）[4]．2000 年のメタアナリシスによると，虫垂切除術の UC 発症に対するオッズ比は 0.31（95％CI 0.25〜0.38）であった[5]．

　経口避妊薬に関しては，2008 年のメタアナリシスによると，CD 発症に対する相対危険度は 1.46（95％CI 1.26〜1.70），UC 発症に対する相対危険度は 1.28（95％CI 1.06〜1.54）である[6]．

　加えて，経口避妊薬の使用は，UC 関連の手術リスク上昇，ステロイドや抗 TNFα 抗体製剤使用と関連しない[7]．一方で，CD 患者に対しては，増悪因子になるとの報告がある[8]．

　また，60 人の IBD 患者（UC 24 人，CD 36 人）を対象に行った米国での症例対照研究によると NSAIDs の IBD の増悪あるいは新規発症に対するオッズ比は 20.3（95％CI 2.6〜159.7）であった[9]．女性患者に限定した観察研究ではあるが，1 ヵ月間に 15 日以上 NSAIDs を服用した場合，CD の発症リスク（ハザード比 1.59，CI 0.99〜2.56），UC の発症リスク（ハザード比 1.87，CI 1.16〜2.99）が増加すると報告されている[10]．一方で，アセトアミノフェン，NSAIDs，COX-2 阻害薬使用は IBD の増悪とは関連しないとの報告がある[11]．

特定の微生物がIBDの腸管炎症を引き起こすかは明らかではない．現在までの研究成果により，IBDではdysbiosisが起こることが示唆されている．広範な微生物変化，すなわち，多様性の減少，*Firmicutes*と*Bacteroides*における豊富な細菌分類群の減少と，ガンマプロテオバクテリア綱（*Gammaproteobacteria*）に属する細菌の増加などが報告されている[12, 13]．

文献

1) Jostins L, Ripke S, Weersma R, et al. Host-microbe interactions have shaped the gene archiyecture of inflammatory bowel disease. Nature 2012; **491**: 119-124

2) Sakamoto N, Kono S, Wakai K, et al. Dietary risk factors for inflammatory bowel disease: a multicenter case-control study in Japan. Inflamm Bowel Dis 2005; **11**: 154-163（ケースコントロール）

3) Ohfuji S, Fukushima W, Watanabe K, et al; Japanese Case-Control Study Group for Ulcerative Colitis. Pre-illness isoflavone consumption and disease risk of ulcerative colitis: a multicenter case-control study in Japan. PLoS One 2014; **9**: e110270

4) Mahid SS, Minor KS, Soto RE, et al. Smoking and inflammatory bowel disease: a meta-analysis. Mayo Clin Proc 2006; **81**: 1462-1471（ケースコントロール）

5) Koutroubakis IE, Vlachonikolis IG. Appendectomy and the development of ulcerative colitis: results of a metaanalysis of published case-control studies. Am J Gastroenterol 2000; **95**: 171-176（ケースコントロール）

6) Cornish JA, Tan E, Simillis C, et al. The risk of oral contraceptives in the etiology of inflammatory bowel disease: a meta-analysis. Am J Gastroenterol 2008; **103**: 2394-2400（メタ）

7) Khalili H, Neovius M, Ekbom A, et al. Oral Contraceptive Use and Risk of Ulcerative Colitis Progression: A Nationwide Study. Am J Gastroenterol 2016; **111**: 1614-1620（コホート）

8) Khalili H, Granath F, Smedby KE, et al. Association Between Long-term Oral Contraceptive Use and Risk of Crohn's Disease Complication in a Nationwide Study. Gastroenterology 2016; **150**: 1561-1567.e1（コホート）

9) Felder JB, Korelitz BI, Rajapakse R, et al. Effects of nonsteroidal antiinflammatory drugs on inflammatory bowel disease: a case-control study. Am J Gastroenterol 2000; **95**: 1949-1954（ケースコントロール）

10) Ananthakrishan AN, Higuchi LM, Huang ES, et al. Aspirin, nonsteroidal anti-inflammatory drug use, and risk for Crohn disease and ulcerative colitis: a cohort study. Ann Intern Med 2012; **156**: 350-359（コホート）

11) Moninuola OO, Milligan W, Lochhead P, et al. Systematic review with meta-analysis: association between acetaminophen and nonsteroidal anti-inflammatory drugs (NSAIDs) and risk of Crohn's disease and ulcerative colitis exacerbation. Aliment Pharmacol Ther 2018; **47**: 1428-1439（メタ）

12) Sartor RB. Microbial influences in inflammatory bowel diseases. Gastroenterology 2008; **134**: 577-594

13) Morgan XC, Tickle TL, Sokol H, et al. Dysfunction of the intestinal microbiome in inflammatory bowel disease and treatment. Genome Biol 2012; **13**: R79

IBD の診断はどのように進めるか？

回答

● IBD の診断は，医療面接と身体診察による特徴的な所見から疑診し，内視鏡を
  はじめとした画像検査の典型的な所見により確立する．
● 持続性または反復性の血性下痢があり，腹痛や頻回の便意を伴う場合，特に若
  年者では UC を疑う．
● IBD との鑑別が問題になるのは感染性腸炎である．
● 慢性の腹痛，下痢を呈し，血便，体重減少，発熱，肛門部病変などを伴う場合，
  特に若年者では CD を疑う．

解説

　診断の第一歩は疑うことから始まる．繰り返す腹痛，下痢などの腹部症状を呈する場合は，
若年者はもちろん非若年者でも IBD を鑑別診断に含めるべきである．IBD との鑑別が最も問題
になるのは感染性腸炎であり，特にキャンピロバクター，腸管侵襲型病原性大腸菌，赤痢アメー
バなどによる大腸炎との鑑別を要するため，便の細菌学的・寄生虫学的検査による除外診断が
必要である．アメーバ性大腸炎では，粘血便，下痢，テネスムスなどの症状が認められ，また
これらの症状は増悪，寛解を繰り返す．したがって，UC との鑑別は特に重要である．誤って，
ステロイドを投与すると穿孔性腹膜炎などが生じる場合があり，注意を要する．診断法につい
ては，①糞便からアメーバの検出（原虫が少ないと感度は低下する），②大腸内視鏡検査にて生
検を行い，顕微鏡的にアメーバ病変を証明することである．CD の急性期では急性虫垂炎，大腸
憩室炎などに類似し，診断の最終段階で特に腸結核や腸管ベーチェット病などとの鑑別が問題
となる．また，近年，結核患者が増加していることから，腸結核との鑑別も重要である．ツベ
ルクリン反応，インターフェロン γ 遊離試験（interferon-gamma release assay：IGRA）などの検
査，および腸管生検組織を用いた PCR 法による結核菌の除外が必要である．

　欧米と比べ，本邦では画像診断を主体とした診断基準が確立している．したがって，診断困
難例には，上部消化管検査ならびに小腸の検査を行うことが重要である．

　IBD の診断が得られたら，適切な治療介入のためにその内視鏡的活動性，病変範囲，臨床的
重症度を評価する．内視鏡や各種画像検査は病変範囲や重症度の把握にも有用である．さらに
腸管合併症や腸管外合併症の有無や程度を臨床的に把握する必要もある[1,2]．（フローチャート 1
および 6 を参照）

文献

1) Kornbluth A, Sachar DB; The Practice Parameters Committee of the American College of Gastroenterolo-
   gy. Ulcerative colitis practice guidelines in adults: American College Of Gastroenterology, Practice Param-
   eters Committee. Am J Gastroenterol 2010; **105**: 501-523（ガイドライン）
2) Lichtenstein GR, Hanauer S, Sandborn WJ; The Practice Parameters Committee of the American College of
   Gastroenterology. Management of Crohn's disease in adults. Am J Gastroenterol 2009; **104**: 465-483（ガイ
   ドライン）

BQ 1-5

IBD の診断基準は？

回答

● 厚生労働省「難治性炎症性腸管障害に関する調査研究」の診断基準（表1, 表2）に基づき診断を行う.

解説

表1 潰瘍性大腸炎の診断基準

A. 臨床症状：持続性または反復性の粘血・血便, あるいはその既往がある.

B. 検査所見：

1. 内視鏡検査：
 ⅰ）粘膜はびまん性におかされ, 血管透 見像は消失し, 粗ぞうまたは細顆粒状を呈する. さらに, もろくて易出血性（接触出血）を伴い, 粘血膿性の分泌物が付着している. ⅱ）多発性のびらん, 潰瘍あるいは偽ポリポーシスを認める. ⅲ）原則として病変は直腸から連続して認める.
2. 注腸X線検査：
 ⅰ）粗ぞうまたは細顆粒状の粘膜表面 のびまん性変化, ⅱ）多発性のびらん, 潰瘍, ⅲ）偽ポリポーシスを認める. その他, ハウストラの消失（鉛管像）や 腸管の狭小・短縮が認められる.

C. 生検組織学的検査：活動期では粘膜全層にびまん性炎症性細胞浸潤, 陰窩膿瘍, 高度な杯細胞減少が認められる. いずれも非特異的所見であるので, 総合的に判断する. 寛解期では腺の配列異常（蛇行・分岐）, 萎縮が残存する. 上記変化は通常直腸から連続性に口側にみられる.

D. 確診例：潰瘍性大腸炎の確診例
 [1] AのほかBの1または2, およびCを満たすもの.
 [2] Bの1または2, およびCを複数回にわたって満たすもの.
 [3] 切除手術または剖検により, 肉眼的および組織学的に本症に特徴的な所見を認めるもの.

〈疾患鑑別に関する留意点：注1.2を参照〉
(厚生労働省科学研究費補助金 難治性疾患等政策研究事業「難治性炎症性腸管障害に関する調査研究」（鈴木班）令和元年度分担研究報告書 潰瘍性大腸炎・クローン病診断基準・治療指針 令和元年度 改訂版（令和2年3月31日）, 2020 [1] より引用)

文献

1) 厚生労働省科学研究費補助金 難治性疾患等政策研究事業「難治性炎症性腸管障害に関する調査研究」（鈴木班）令和元年度分担研究報告書 潰瘍性大腸炎・クローン病診断基準・治療指針 令和元年度 改訂版（令和2年3月31日）, 2020 http://www.ibdjapan.org/（2020年9月30日閲覧）

表2　クローン病の診断基準

主要所見
- A. 縦走潰瘍（小腸の場合は，腸間膜付着側に好発する）
- B. 敷石像
- C・非乾酪性類上皮細胞肉芽腫：連続切片作成により診断率が向上する．消化管に精通した病理医の判定が望ましい．

副所見
- a. 消化管の広範囲に認める不整形～類円形潰瘍またはアフタ：消化管の広範囲とは病変の分布が解剖学的に複数の臓器すなわち上部消化管（食道，胃，十二指腸），小腸および大腸のうち2臓器以上にわたる場合を意味する．典型的には縦列するが，縦列しない場合もある．また，3ヵ月以上恒存することが必要である．なお，カプセル内視鏡所見では，十二指腸・小腸においてKerckring襞上に輪状に多発する場合もある．腸結核，腸管型ベーチェット病，単純性潰瘍，NSAIDs潰瘍，感染性腸炎の除外が必要．
- b. 特徴的な肛門病変：裂肛，cavitating ulcer，痔瘻，肛門周囲膿瘍，浮腫状皮垂など．クローン病肛門病変肉眼所見アトラスを参照し，クローン病に精通した肛門病専門医による診断が望ましい．
- c. 特徴的な胃・十二指腸病変：竹の節状外観，ノッチ様陥凹など．クローン病に精通した専門医の診断が望ましい．

確診例
- ［1］主要所見のAまたはBを有するもの．〈縦走潰瘍のみの場合，虚血性腸病変や潰瘍性大腸炎を除外することが必要である．敷石像のみの場合，虚血性腸病変や4型大腸癌を除外することが必要である．〉
- ［2］主要所見のCと副所見のaまたはbを有するもの．
- ［3］副所見のa，b，cすべてを有するもの．

疑診例
- ［1］主要所見のCと副所見のcを有するもの．
- ［2］主要所見のAまたはBを有するが潰瘍性大腸炎や腸管型ベーチェット病，単純性潰瘍，虚血性腸病変と鑑別ができないもの．
- ［3］主要所見のCのみを有するもの．（腸結核などの肉芽腫を有する炎症性疾患を除外することが必要である．）
- ［4］副所見のいずれか2つまたは1つのみを有するもの．

〈疾患鑑別に関する留意点：注1,2を参照〉
〈注1〉確診例は感染性腸炎が除外できたものとする．その他，放射線大腸炎，薬剤性大腸炎，リンパ濾胞増殖症，虚血性大腸炎，腸管型ベーチェット病，非特異性小腸潰瘍症（指定難病290）などとの鑑別が必要である．
〈注2〉鑑別困難例に対しては経過観察を行う．inflammatory bowel disease unclassified（IBDU）では，経過観察によりいずれかの疾患のより特徴的な所見が出現する場合がある．
（厚生労働省科学研究費補助金　難治性疾患等政策研究事業「難治性炎症性腸管障害に関する調査研究」（鈴木班）令和元年度分担研究報告書　潰瘍性大腸炎・クローン病診断基準・治療指針　令和元年度　改訂版（令和2年3月31日），2020 [1] より引用）

BQ 1-6　(2) 診断

潰瘍性大腸炎 (UC) の病態・分類・重症度の評価は？

回答

- UC の病期は，症状を呈する「活動期」と，症状が消失する「寛解期」に分けられる．
- UC は病変の範囲により，「直腸炎型」，「左側大腸炎型」（脾弯曲部まで），「全大腸炎型」に分けることができる．
- UC の重症度は，臨床症状，徴候，血液検査所見などから，「軽症」，「中等症」，「重症」に分類する（表1）．
- 臨床経過により，再燃寛解型，慢性持続型，急性激症型，初回発作型に分類される．

解説

　IBD の病態は複雑であり，それを正確に把握することが適切な治療の第一歩といえる．UC の治療選択は，病期，病変範囲，重症度により異なる．

　UC の病期は，血便などの腹部症状を訴える「活動期」と，腹部症状のない「寛解期」に分けるのが一般的である．また，病変の範囲により，「直腸炎型」，「左側大腸炎型」（脾弯曲部まで），「全大腸炎型」に分けることができる．欧米では，直腸からS状結腸に炎症が限局している場合に「遠位大腸炎型」と分類する．「全大腸炎」が大腸全域に病変を有する場合との誤解を生じかねないため，脾弯曲部を越えた病変を有する場合を「広範囲大腸炎」と称することがある．重症度の分類は厚生省の基準を用いることが多く（表1），排便回数1日4回以下で，血便はあってもわずかであり，発熱，頻脈，貧血などの全身症候を伴わない場合を「軽症」とし，排便回数1日6回以上で著明な血便や発熱，頻脈，貧血などの全身症候を伴う場合を「重症」とし，その中間を「中等症」とする[1~3]．臨床治験などで使用される活動指数のひとつである．令和元年度の厚生労働省「難治性炎症性腸管障害に関する調査研究」において診断基準の改訂が行われ，重

表1　診断基準（令和元年度改訂）

	重症	中等症	軽症
1）排便回数	6 回以上		4 回以下
2）顕血便	（＋＋＋）		（＋）〜（−）
3）発熱	37.5℃以上		（−）
4）頻脈	90/分以上	重症と軽症との中間	（−）
5）貧血	Hb 10 g/dL 以下		（−）
6）赤沈	30 mm/hr 以上		正常
または CRP	3.0 mg/dL 以上		正常

（厚生労働省科学研究費補助金 難治性疾患等政策研究事業「難治性炎症性腸管障害に関する調査研究」（鈴木班）令和元年度分担研究報告書　潰瘍性大腸炎・クローン病診断基準・治療指針　令和元年度改訂版（令和2年3月31日），2020[1] より引用）

表2　Partial Mayo score

評価項目	臨床評価	点数
排便回数	健康な状態時の 1 日の排便回数と同程度	0
	健康な状態時の 1 日の排便回数より 1〜2 回多い	1
	健康な状態時の 1 日の排便回数より 3〜4 回多い	2
	健康な状態時の 1 日の排便回数より 5 回以上多い	3
直腸出血 （1 日のなかで最も酷い状態を評価する）	血液なし	0
	少量の血液，排便回数の半分以下	1
	はっきりした血液，ほぼ毎回	2
	ほぼ血液のみ	3
医師による総合評価	正常	0
	軽症	1
	中等症	2
	重症	3

(Schroeder KW, et al. N Engl J Med 1987; 317: 1625-1629 [4]) を参考に作成)

症の診断基準に CRP が追加された．ただし，CRP の正常値は施設の基準値とし，UC による臨床症状（排便回数，顕血便）を伴わない赤沈や CRP の高値のみで中等症とは判定しないと明記されている．また臨床経過によって，再燃寛解型，慢性持続型，急性激症型，初回発作型に分類されている[1]．

　「Partial Mayo Score」では排便回数が健康な状態に比べてどの程度増えているか，直腸からの出血はあるか，そして，医師による全般評価という 3 項目を合計し，4 段階評価される．0〜1 点であれば寛解，2〜4 点であれば軽度，5〜7 点であれば中等度，8 点以上であれば重症と評価される[4]（表2）．

文献

1) 厚生労働省科学研究費補助金 難治性疾患等政策研究事業「難治性炎症性腸管障害に関する調査研究」（鈴木班）令和元年度分担研究報告書　潰瘍性大腸炎・クローン病診断基準・治療指針　令和元年度 改訂版（令和 2 年 3 月 31 日），2020　http://www.ibdjapan.org/（2020 年 9 月 30 日閲覧）
2) Trulove SC, Witts LJ. Cortisone in ulcerative colitis; final report on a therapeutic trial. Br Med J 1955; **2**: 1041-1048
3) Hanauer SB. Inflammatory bowel disease. N Engl J Med 1996; **334**: 841-848
4) Schroeder KW, Tremaine WJ, Ilstrup DM. Coated oral 5-aminosalicylic acid therapy for mildly to moderately active ulcerative colitis. A randomized study. N Engl J Med 1987; **317**: 1625-1629（ランダム）

BQ 1-7

クローン病 (CD) の病態・分類・重症度の評価は？

回答

- CD の病変部位は小腸・大腸 (特に回盲部)，そして肛門周囲に多く，「小腸型」，「大腸型」，「小腸大腸型」に分類される.
- CD の疾患パターンとしては，「非狭窄，非穿通型」，「狭窄型」，「穿通型」の3通りに分類することが提唱されている (モントリオール分類).
- CD の活動度の指標として，クローン病活動指数 (CDAI)，IOIBD 指数，Harvey-Bradshaw 指数などが提唱されているが，一般診療で広く普及しているわけではない.

解説

　UC と同様，症状が軽微または消失する「寛解期」と種々の症状のため日常生活に支障をきたす「活動期」をしばしば繰り返す. CD の病変部位は小腸・大腸 (特に回盲部)，そして肛門周囲に多く，「小腸型」，「大腸型」，「小腸大腸型」に分類される. 消化管のどの部位にも生じるだけでなく，腸管外合併症による全身への影響も評価しなければならない. 罹患部位により治療計画が異なることが少なくない. CD において，肛門部は罹患頻度の高い部位であり，その病変は再発をくり返し，難治化することから管理が重要である. 肛門周囲，肛門管を含めた局所の病態の評価は，経験ある外科医，肛門科医との連携の下で行う[1].

　疾患パターンとしては，「非狭窄，非穿通型」，「狭窄型」，「穿通型」の3通りに分類することが提唱されている (モントリオール分類). この疾患パターンの把握も治療選択のうえで重要である[1,2] (表1).

表1　モントリオール分類

[Age at diagnosis]
　・A1：16 歳未満
　・A2：17 から 40 歳
　・A3：40 歳以上

[Location]
　・L1：回腸
　・L2：結腸
　・L3：回結腸
　・L4：上部消化管に病変部があれば＋L4 とする

[Behaviour]
　・B1：狭窄・穿通なし
　・B2：狭窄あり
　・B3：穿通あり

[p]
　・肛門周囲に病変があれば p とする

(Satsangi J, et al. Gut 2006; 55: 749-753 [2] を参考に作成)

表2 CD重症度評価基準

治療に際し，重症度分類を下記の項目を参考に行う

	CDAI*	合併症	炎症(CRP値)	治療反応
軽症	150〜220	なし	わずかな上昇	
中等症	220〜450	明らかな腸閉塞などなし	明らかな上昇	軽症治療に反応しない
重症	450＜	腸閉塞，膿瘍など	高度上昇	治療反応不良

*CDAI：Crohn's disease activity index
(潰瘍性大腸炎・クローン病診断基準・治療指針 令和元年度 改訂版[1] および Best WR, et al. Gastroenterology 1976; 70: 439-444[3] より引用)

　治療を行ううえでは，疾患の活動性を捉える必要がある．クローン病活動指数 (Crohn's Disease Activity Index：CDAI) (表2)[1,3] は臨床研究における疾患活動性の評価基準として開発された指数であり，その妥当性も検証済みであるが，日常診療に用いるにはやや困難を伴う．IOIBD (International Organization for study of Inflammatory Bowel Disease) 指数は寛解期と活動期の区別のために用いることができる簡便な指標であるが，指数自体で治療選択が可能となるわけではない．臨床指標だけを用いる簡便な Harvey-Bradshaw 指数[4] は CDAI との比較的よい相関が確認されている．一般臨床では患者の自覚症状や臨床所見，検査所見などから総合的に判断することが多い現状であるが，厚生労働省研究班では CDAI その他の指標を用いた重症度評価基準を提唱している (表2)[1]．

▌文献▐

1) 厚生労働省科学研究費補助金 難治性疾患等政策研究事業「難治性炎症性腸管障害に関する調査研究」(鈴木班)令和元年度分担研究報告書　潰瘍性大腸炎・クローン病診断基準・治療指針　令和元年度 改訂版 (令和2年3月31日)，2020　http://www.ibdjapan.org/ (2020年9月30日閲覧)
2) Satsangi J, Silverberg MS, Vermeire S, et al. The Montreal classification of inflammatory bowel disease: controversies, consensus, and implication. Gut 2006; **55**: 749-753 (ガイドライン)
3) Best WR, Becktel JM, Singleton JW, et al. Development of Crohn's disease activity index. National Cooperative Crohn's Disease Study. Gastroenterology 1976; **70**: 439-444
4) Harvey RF, Bradshaw JM. A simple index of Crohn's disease activity. Lancet 1980; **1** (8167): 514

BQ 1-8

UC の診断および治療における内視鏡の役割は？

回答

- 臨床所見から UC を疑ったら確定診断のために大腸内視鏡検査を行う.
- UC の確定診断だけでなく，重症度の評価，治療効果の判定，発癌のサーベイランスを目的として，必要時に大腸内視鏡検査を行う.

解説

　臨床所見から UC が疑われる場合は，確定診断のために大腸内視鏡検査を行う[1~4]．UC に対する大腸内視鏡検査の適応は，確定診断のほかに，重症度の評価，治療効果の判定，発癌のサーベイランスなどであり，必要に応じて生検病理組織検査も行う．特に初回診断例では，可能であれば全大腸内視鏡検査を行って，腸管病変の性状や程度，罹患範囲などを検査し，同時に他の疾患を除外する．しかし，臨床的に重症と考えられる例では，内視鏡検査や前処置により病状が増悪する可能性があるため，早期に全大腸の観察にこだわる必要はない．腸管前処置には経口腸管洗浄液を用いるが，活動期で下痢や血便が頻回の場合は，無処置で内視鏡検査が可能な場合が多い.

　UC の内視鏡所見として，典型的には血管パターンの消失，顆粒状粘膜，易出血性，潰瘍などの所見を連続性に認める[5]．粘膜はびまん性におかされ，血管透見像は消失し，粗ぞうまたは細顆粒状を呈する．さらに，もろくて易出血性（接触出血）を伴い，粘血膿性の分泌物が付着しているか，多発性のびらん，潰瘍あるいは偽ポリポーシスを認める．なお，こうした所見のみで内視鏡診断が可能なわけではなく，あくまで消化器専門医が参考とする基準的所見である．また，これらの所見の存在が，必ずしも診断確定的ではないことに留意する必要がある．生検病理組織所見では，活動期には粘膜全層にびまん性炎症性細胞浸潤，陰窩膿瘍，高度の杯細胞減少がみられるが，これらは非特異的所見である[5]．寛解期では腺の配列異常（蛇行・分岐），萎縮が残存する．なお，これらの所見は，通常直腸から連続性に口側にみられる．生検病理組織検査は，サイトメガロウイルス感染合併の診断に活用できる[6]．また，内視鏡所見で，直腸や左側結腸の炎症所見が乏しく，UC の確定診断に迷う症例では炎症の既往があるか確認するのに役立つ．大腸内視鏡による腸管病変の重症度の評価は，治療方針を選択するうえで重要である．内視鏡で評価した UC の活動性の指標としては，Mayo endoscopic subscore，Rachmilewitz index などがある[6,7]．近年の臨床試験では Mayo endoscopic subscore が用いられることが多く，score 0（正常または非活動性所見）または score 1（軽症：発赤，血管透見像の消失，軽度脆弱）を粘膜治癒と定義する報告がなされてきた．score 0 の UC 患者は score 1 の患者に比べて再燃が低いことから，score 0 を粘膜治癒の指標とする報告もある[8]．このように，粘膜治癒を内視鏡で評価することが寛解維持療法の選択や再発の予測などに役立つことから，現在内視鏡的寛解を目指した診療が志向されている．さらに，組織学的な評価が再燃予測につながるとの報告もある[9,10]．内視鏡スコアとしては，Ulcerative Colitis Endoscopic Index of Severity（UCEIS）が 2012 年に報告され，その有用性が報告されている[11]．しかし，そのスコアリングは一般臨床医にとってや

や煩雑である.

　UC では，長期罹患患者の増加に伴い，UC 関連腫瘍による手術件数が増加傾向にある．UC 関連腫瘍に関するサーベイランスの意義は確立しているが[12]，サーベイランス内視鏡時の観察法や生検法は施設により差異があり，まだ完全に確立されたものではない．罹患歴・罹患範囲のみならず発症年齢なども合わせた基準を決めていく必要がある（CQ 3-11, 3-12 を参照）．

文献

1) Hommes DW, van Deventer SJ. Endoscopy in inflammatory bowel disease. Gastroenterology 2004; **126**: 1561-1573 （ガイドライン）

2) Kornbluth A, Sachar DB; Practice Parameters Committee of the American College of Gastroenterology. Ulcerative colitis practice guidelines in adults: American College of Gastroenterology, Practice Parameters Committee. Am J Gastroenterol 2010; **105**: 501-523 （ガイドライン）

3) Mowat C, Cole A, Windsor A, et al. IBD Section of the British Society of Gastroenterology: Guidelines for the management of inflammatory bowel disease in adults. Gut 2011; **60**: 571-607 （ガイドライン）

4) Stange EF, Travis SP, Vermeire S, et al. European Crohn's and Colitis Organisation (ECCO). European evidence-based Consensus on the diagnosis and management of ulcerative colitis: definitions and diagnosis. J Crohns Colitis 2008; **2**: 1-23 （ガイドライン）

5) 厚生労働省科学研究費補助金 難治性疾患等政策研究事業「難治性炎症性腸管障害に関する調査研究」（鈴木班）令和元年度分担研究報告書　潰瘍性大腸炎・クローン病診断基準・治療指針　令和元年度 改訂版（令和2年3月31日），2020　http://www.ibdjapan.org/ （2020年9月30日閲覧）

6) Fukuchi T, Nakase H, Matsuura M, et al. Effect of intensive granulocyte and monocyte adsorptive apheresis in patients with ulcerative colitis positive for cytomegalovirus. J Crohns Colitis 2013; **7**: 803-811 （ケースシリーズ）

7) Schroeder KW, Tremaine WJ, Ilstrup DM. Coated oral 5-aminosalicylic acid therapy for mildly to moderately active ulcerative colitis. A randomized study. N Engl J Med 1987; **317**: 1625-1629 （ランダム）

8) Barreiro-de Acosta M, Vallejo N, de la Iglesia D, et al. Evaluation of the Risk of Relapse in Ulcerative Colitis According to the Degree of Mucosal Healing (Mayo 0 vs 1): A Longitudinal Cohort Study. J Crohns Colitis 2016; **10**: 13-19 （コホート）

9) Bryant RV, Burger DC, Delo J, et al. Beyond endoscopic mucosal healing in UC: histological remission better predicts corticosteroid use and hospitalisation over 6 years of follow-up. Gut 2016; **65**: 408-414 （コホート）

10) Ozaki R, Kobayashi T, Okabayashi S, et al. Histological risk factors to predict clinical relapse in ulcerative colitis with endoscopically normal mucosa. J Crohns Colitis 2018; **12**: 1288-1294 （コホート）

11) Travis SPL, Schnell D, Krzeski P, et al. Developing an instrument to assess the endoscopic severity of ulcerative colitis: the Ulcerative Colitis Endoscopic Index of Severity [UCEIS]. Gut 2012; **61**: 535-542 （横断）

12) Hata K, Anzai H, Ikeuchi H, et al. Surveillance colonoscopy for ulcerative colitis-associated colorectal cancer offers better overall survival in real-world surgically resected cases. Am J Gastroenterol 2019; **114**: 483-489 （コホート）

BQ 1-9

UC の診断に内視鏡以外の非侵襲的な検査はどのように用いるか？

回答

● 治療前後の活動性評価や合併症の確認のため，非侵襲的な腹部超音波検査 (US)，CT 検査，MRI 検査などが用いられる.

解説

UC の診断に際しては内視鏡検査が広く行われており，内視鏡所見と生検組織所見が確定診断に最も有用である[1~5]. 注腸 X 線検査は，狭窄などにより内視鏡が挿入不可能な場合の罹患範囲の確認や深部大腸の活動性評価に有効である[3,5]. 腹部 US，CT (colonography を含む)，MRI (colonography を含む) も同様の理由で行われているが，腸管の状態だけでなく，腸管外の情報も得られる[3,4]. 前向き試験のメタアナリシスによると，診断に関する感度/特異度は US が 89.7%/95.6%，CT が 84.3%/95.1%，MRI が 93.0%/92.8%と報告されている[6]. しかしながら，採択された論文の検討例には既存の IBD 患者が多く含まれており，診断確定目的での有用性に関する検証は十分ではない[3,7]. 日本の UC 診断基準には，これらの画像検査に関する記載はなく，補助的な検査として行われており[1]，日本では診断確定目的の画像検査としての US，CT，MRI の使用は限定的である. 治療前後の活動性の評価としては汎用されており，有用である. 重症例では内視鏡検査が困難な症例も存在するため，各検査の特性を考慮して，個々の症例に応じた適切な画像検査を選択する必要がある[2,3].

文献

1) 厚生労働省科学研究費補助金 難治性疾患等政策研究事業「難治性炎症性腸管障害に関する調査研究」(鈴木班) 令和元年度分担研究報告書 潰瘍性大腸炎・クローン病診断基準・治療指針 令和元年度 改訂版 (令和 2 年 3 月 31 日), 2020 http://www.ibdjapan.org/ (2020 年 9 月 30 日閲覧)

2) Mowat C, Cole A, Windsor A, et al. Guidelines for the management of inflammatory bowel disease in adults. Gut 2011; **60**: 571-607 (ガイドライン)

3) Annese V, Daperno M, Rutter MD, et al. European evidence based consensus for endoscopy in inflammatory bowel disease. J Crohns Colitis 2013; **7**: 982-1018 (ガイドライン)

4) Panes J, Bouhnik Y, Reinisch W, et al. Imaging techniques for assessment of inflammatory bowel disease: joint ECCO and ESGAR evidence-based consensus guidelines. J Crohns Colitis 2013; **7**: 556-585 (ガイドライン)

5) Dignass A, Eliakim R, Magro F, et al. Second European evidence-based consensus on the diagnosis and management of ulcerative colitis part 1: definitions and diagnosis. J Crohns Colitis 2012; **6**: 965-990 (ガイドライン)

6) Horsthuis K, Bipat S, Bennink RJ, et al. Inflammatory bowel disease diagnosed with US, MR, scintigraphy, and CT: meta-analysis of prospective studies. Radiology 2008; **247**: 64-79 (メタ)

7) Hollerbach S, Geissler A, Schiegl H, et al. The accuracy of abdominal ultrasound in the assessment of bowel disorders. Scand J Gastroenterol 1998; **33**: 1201-1208 (非ランダム)

第1章 総論

CD の診断および治療における内視鏡の役割は？

回答

- 臨床所見から CD を疑ったら下部消化管内視鏡検査（回腸終末部の観察を含む）および生検による病理組織検査を行う.
- 上部消化管内視鏡検査も施行することが望ましく，特に下部消化管内視鏡検査にて確定診断が得られない場合や，上部消化管症状を訴える場合は積極的に行う.
- CD の確定診断だけでなく，重症度の評価，治療効果の判定，発癌に関するサーベイランス目的として，必要時に内視鏡検査を行う.
- CD の小腸病変の精査および経過観察には，バルーン小腸内視鏡や小腸カプセル内視鏡が有用な場合がある.

解説

　CD は全消化管をおかすが，病変の好発部位は大腸および回腸終末部である. したがって，CD の診断には X 線造影検査とともに内視鏡検査が必須である. 特に臨床症状や一般検査から CD が疑われる場合，診断の確定，炎症の範囲・程度の把握，および病理組織検査のために，速やかに回腸終末部の観察を含めた下部消化管内視鏡検査を行う[1~5]. なお，CT などで事前に骨盤内小腸の病変が疑われる場合は，通常の内視鏡検査だけでなく，透視下に回腸終末部までの内視鏡観察に加えて，水溶性造影剤による逆行性の選択造影を組み合わせることも有用である. IBD が疑われる症例では，下部消化管内視鏡所見から 89％の CD が UC と鑑別できると報告されている[5].

　CD に特徴的な下部消化管内視鏡所見は，非連続性または区域性病変（いわゆる skip lesion），敷石像，縦走潰瘍，不整形潰瘍，多発アフタ，狭小化・狭窄，瘻孔(内瘻・外瘻)，肛門部病変などである. CD において上部消化管病変は決してまれではなく，症状の有無にかかわらず高率（17~75％）に認められる. CD における上部消化管病変として頻度の高いものは，胃における竹の節状外観，胃びらん・潰瘍，十二指腸びらん・潰瘍，十二指腸ノッチ状外観・縦走びらんなどである. 日本の診断基準では，副所見として上部消化管と下部消化管の両者に認められる不整形潰瘍またはアフタがあげられており，CD の確定診断や鑑別診断のために上部消化管内視鏡検査による病変検索および生検病理組織検査（非乾酪性類上皮細胞肉芽腫の有無など）は有用である[6]. 特に下部消化管内視鏡検査にて確定診断が得られない場合や，上部消化管症状を訴える場合は積極的に行うことが望ましい[1,7]. なお，CD の生検病理組織検査では，肉芽腫の診断に重点が置かれているが，生検での検出率は 26~67％にとどまる[8~10]. また，結核や感染性腸炎，UC でも認めることがあることにも留意が必要である

　小腸病変が疑われるが，小腸 X 線造影検査など他の画像診断により病変を描出できない場合には，バルーン小腸内視鏡および小腸カプセル内視鏡（small bowel capsule endoscopy：SBCE）による検索が有用な場合がある[11,12]. 近年，Esaki らにより，小腸カプセル内視鏡観察で上部空

腸にみられる円周状および縦列に並ぶ小さな潰瘍病変の存在が，CD診断の手がかりとなる可能性が示唆されている[13]．小腸カプセル内視鏡使用時の注意点としては，無症状のCD患者でも，小腸狭窄を有する場合があり，事前にパテンシーカプセルにより腸管の開通性を確認することである（CQ 2-1を参照）．

　内視鏡で評価したCDの活動性の指標として，Crohn's Disease Endoscopic Index of Severity（CDEIS）などが提唱されているが，日常診療に用いるには複雑で計算に時間がかかるため一般的ではない[2]．そこで，より簡略なスコアとしてSimple Endoscopic Score for Crohn's Disease（SES-CD）が開発された[3]．SES-CDはCDEISと高い相関性が示されている．ただし，評価部位は大腸が主体であり，回腸末端を除き小腸病変の評価には不向きである．なお，最近では，診断だけでなくCDに合併する狭窄の治療に内視鏡を活用することがある（CQ 3-10を参照）．UCと同様，重症度の評価，治療効果の判定ならびに炎症性大腸癌に関するサーベイランスにも内視鏡検査は重要な役割を果たす．

文献

1) Hommes DW, van Deventer SJ. Endoscopy in inflammatory bowel disease. Gastroenterology 2004; **126**: 1561-1573（ガイドライン）
2) Mary JY, Modigliani R. Development and validation of an endoscopic index of the severity for Crohn's disease：a prospective multicentre study. Gut 1989; **30**: 983-989（ケースシリーズ）
3) Daperno M, D'Hanes G, Van Assche G, et al. Development and validation of a new, simplified endoscopic activity score for Crohn's disease: the SES-CD. Gastrointest Endosc 2004; **60**: 505-512
4) Denis MA, Reenaers C, Fontaine F, et al. Assessment of endoscopic activity index and biological inflammatory markers in clinically active Crohn's disease with normal C-reactive protein serum level. Inflamm Bowel Dis 2007; **13**: 1100-1105（ケースシリーズ）
5) Pera A, Bellando AP, Calcera D, et al. Colonoscopy in inflammatory bowel disease: diagnostic accuracy and proposal of an endoscopic sore. Gastroenterology 1987; **92**: 181-185（ケースシリーズ）
6) 厚生労働省科学研究費補助金 難治性疾患等政策研究事業「難治性炎症性腸管障害に関する調査研究」（鈴木班）令和元年度分担研究報告書　潰瘍性大腸炎・クローン病診断基準・治療指針　令和元年度 改訂版（令和2年3月31日），2020　http://www.ibdjapan.org/（2020年9月30日閲覧）
7) Witte AM, Veenendaal RA, Van Hogezand RA, et al. Crohn's disease of the upper gastrointestinal tract：the value of endoscopic examination. Scand J Gastroenterol Suppl 1998; **225**: 100-105（ケースシリーズ）
8) Schmitz-Moormann P, Schäg M. Histology of the lower intestinal tract in Crohn's disease of children and adolescents. Multicentric Paediatric Crohn's Disease Study. Pathol Res Pract 1990; **186**: 479-484（ケースシリーズ）
9) De Matos V, Russo PA, Cohen AB, et al. Frequency and clinical correlations of granulomas in children with Crohn disease. J Pediatr Gastroenterol Nutr 2008; **46**: 392-398（ケースシリーズ）
10) Rubio CA, Orrego A, Nesi G, et al. Frequency of epithelioid granulomas in colonoscopic biopsy specimens from paediatric and adult patients with Crohn's colitis. J Clin Pathol 2007; **60**: 1268-1272（ケースシリーズ）
11) Dionisio PM, Gurudu SR, Leighton JA, et al. Capsule endoscopy has a significantly higher diagnostic yield in patients with suspected and established small-bowel Crohn's disease: a meta-analysis. Am J Gastroenterol 2010; **105**: 1240-1248（メタ）
12) Bourreille A, Ignjatovic A, Aabakken L, et al; World Organisation of Digestive Endoscopy (OMED) and the European Crohn's and Colitis Organisation (ECCO). Role of small-bowel endoscopy in the management of patients with inflammatory bowel disease: an international OMED-ECCO consensus. Endoscopy 2009; **41**: 618-637（ガイドライン）
13) Esaki M, Matsumoto T, Ohmiya N, et al. Capsule endoscopy findings for diagnosis of Crohn's disease: a nationwide case-control study. J Gastroenterol 2019; **54**: 249-260（ケースシリーズ）

CD の診断に内視鏡以外の画像検査はどのように用いるか？

回答

- 治療方針決定のため，または病変範囲，重症度および合併症の有無を把握する目的で X 線造影検査や他の画像検査を行う．
- US，CT，MRI を主に治療前後の活動性評価や合併症の確認のために用いる．

解説

　CD の確定診断のためには，X 線造影検査（小腸造影，注腸 X 線検査）や内視鏡検査によって日本のクローン病診断基準における主要所見（縦走潰瘍，敷石像），副所見（消化管の広範囲に認める不整形～類円型潰瘍またはアフタ）を確認することが極めて重要である[1,2]．日本で確定診断された CD 患者の診断根拠は，87.4％が主要所見である縦走潰瘍または敷石像によると報告されている[3]．日本の CD 診断基準には，US，CT，MRI などの画像検査に関する記載はなく，補助的な検査として行われている[1,3]．一方，CD は全消化管に病変をきたしうるため，大腸内視鏡検査や注腸 X 線検査で診断がついていても，大腸以外の消化管すなわち上部消化管や小腸の検索が必要である．治療方針の決定には病変部位（病型：小腸型，小腸大腸型，大腸型）や疾患パターン（「非狭窄，非穿通型」，「狭窄型」，「穿通型」）を的確に把握することが重要である．必要に応じて上部消化管内視鏡，小腸造影，逆行性回腸造影，腹部 US，CT，MRI を併用し，これらを確認すべきである[4~6]．カプセル内視鏡検査（CE）やバルーン内視鏡検査が普及しているが，狭窄病変を生じやすい CD に対して小腸造影は依然として小腸病変の検索に極めて有用である[2]．CD 診断に対する有益性を各画像検査で比較検討した報告は多いが，診断確定に関する検討方法は統一されていない[7~9]．CE，CT（enterography），ileocolonoscopy および小腸造影を用いた前向き比較試験では，診断の感度/特異度は，CE で 83％/53％，CT で 67％/100％，ileocolonoscopy で 67％/100％，小腸造影で 50％/100％と報告されている[10]．小腸病変の検索を単一の画像検査でのみ行うことには限界があり，個々の症例の病態に応じて併用する必要がある．

　US や CT，MRI では腸管壁の肥厚や周囲脂肪織の密度上昇で腸管炎症を評価可能であり，CT や MRI では瘻孔や膿瘍形成の評価に役立つ．CT，MRI を用いた enterography や colonography は，低侵襲で内視鏡検査により評価困難な狭窄合併例の病変確認や肛門部病変の評価に有用である[11~13]．しかし，すべての施設で施行可能ではなく，腸管拡張に用いる前処置法（薬）などを含め，確立された方法はない現状にある．

文献

1) Yao T, Matsui T, Hiwatashi N. Crohn's disesae in Japan: diagnostic criteria and epidemiology. Dis Colon Rectum 2000; **43** (Suppl): s85-s93（横断）
2) 厚生労働省科学研究費補助金 難治性疾患等政策研究事業「難治性炎症性腸管障害に関する調査研究」（鈴木班）令和元年度分担研究報告書　潰瘍性大腸炎・クローン病診断基準・治療指針　令和元年度 改訂版（令和 2 年 3 月 31 日），2020　http://www.ibdjapan.org/（2020 年 9 月 30 日閲覧）
3) Hisabe T, Hirai F, Matsui T, et al. Evaluation of diagnostic criteria for Crohn's disease in Japan. J Gastroenterol 2014; **49**: 93-99（横断）

4) Van Assche G, Dignass A, Panes J, et al. The second European evidence-based Consensus on the diagnosis and management of Crohn's disease: definitions and diagnosis. J Crohns Colitis 2010; **4**: 7-27（ガイドライン）

5) Mowat C, Cole A, Windsor A, et al. Guidelines for the management of inflammatory bowel disease in adults. Gut 2011; **60**: 571-607（ガイドライン）

6) Panes J, Bouhnik Y, Reinisch W, et al. Imaging techniques for assessment of inflammatory bowel disease: joint ECCO and ESGAR evidence-based consensus guidelines. J Crohns Colitis 2013; **7**: 556-585（ガイドライン）

7) Horsthuis K, Bipat S, Bennink RJ, et al. Inflammatory bowel disease diagnosed with US, MR, scintigraphy, and CT: meta-analysis of prospective studies. Radiology 2008; **247**: 64-79（メタ）

8) Panés J, Bouzas R, Chaparro M, et al. Systematic review: the use of ultrasonography, computed tomography and magnetic resonance imaging for the diagnosis, assessment of activity and abdominal complications of Crohn's disease. Aliment Pharmacol Ther 2011; **34**: 125-145（メタ）

9) Dionisio PM, Gurudu SR, Leighton JA, et al. Capsule endoscopy has a significantly higher diagnostic yield in patients with suspected and established small-bowel Crohn's disease: a meta-analysis. Am J Gastroenterol 2010; **105**: 1240-1248（メタ）

10) Solem CA, Loftus EV Jr, Fletcher JG, et al. Small-bowel imaging in Crohn's disease: a prospective, blinded, 4-way comparison trial. Gastrointest Endosc 2008; **68**: 255-266（ランダム）

11) Giles E, Barclay AR, Chippington S, et al. Systematic review: MRI enterography for assessment of small bowel involvement in paediatric Crohn's disease. Aliment Pharmacol Ther 2013; **37**: 1121-1131（メタ）

12) Takenaka K, Ohtsuka K, Kitazume Y, et al. Comparison of magnetic resonance and balloon enteroscopic examination of the small intestine in patients with Crohn's disease. Gastroenterology 2014; **147**: 334-342（横断）

13) 厚生労働科学研究費補助金 難治性疾患等政策研究事業「難治性炎症性腸管障害に関する調査研究」（鈴木班）クローン病 MR enterography（MRE）アトラス（2017年2月作成），2017　http://www.ibdjapan.org/（2020年9月30日閲覧）

IBD 治療における 5-ASA 製剤の有用性・使用上の注意点は？

回答

- 5-ASA 製剤は活動期 UC の寛解導入に有効であり，寛解期 UC の再燃予防効果が認められる．
- 5-ASA 製剤の CD に対する効果は UC に対する効果より概して低く，活動期 CD に対しては活動性を抑制する効果はあるものの，寛解維持の有効性は証明されていない．
- 5-ASA 製剤には不耐症例が存在することを念頭に入れる．

解説

　日本において UC 患者に使用可能な 5-aminosalicyclic acid（5-ASA）製剤は，サラゾスルファピリジン（SASP）(サラゾピリン®)，メサラジン（ペンタサ®，アサコール®，リアルダ®）である．一方，CD 患者に投与が認められているのは，サラゾピリン®とペンタサ®のみである．

　サラゾピリン®は腸内細菌（ジアゾレダクターゼによりアゾ結合が分解される）によりスルファピリジンと 5-ASA に分解され，大腸内で作用する．分解時の副産物であるスルファピリジンが副作用の原因とされ，そのため 5-ASA だけを成分としたメサラジン製剤が開発された．ペンタサ®では，5-ASA を腸溶性のエチルセルロースの多孔性被膜でコーティングすることで，小腸から大腸までの広い範囲で放出されるように調節されている．アサコール®錠は，回腸末端から 5-ASA を放出する pH 依存型放出調節製剤である．アサコール®は，5-ASA に pH 依存型の放出制御特性を持つコーティングが施されている．このコーティングは，pH 7 以上で崩壊する高分子ポリマーからなり，より下部の消化管（回腸末端〜大腸）に到達してから 5-ASA が放出される．2015 年よりペンタサ®顆粒 94％が承認され，1 回用量をワンスティック（メサラジンとして最高 2,000 mg まで）で服用することが可能となった．服薬回数の減少を含め，患者のアドヒアランスの向上が期待されている．2017 年からリアルダ®錠も使用可能となった．本薬剤はアサコール®錠と同様に pH 応答性コーティングを有している．さらに，内包されているメサラジンは親水性基剤と親油性基剤による取り込まれている．親水基剤がゲル化することにより，膨潤し，メサラジンの放出は緩徐となり，さらに，親油基剤により腸液の浸入を抑制することから，直腸までさらにメサラジンを持続的に放出できるという Multi Matrix System™（MMX）を有する MMX メサラジンが特徴的であるといえる．

　5-ASA 製剤（経口・局所製剤）の UC における寛解導入，維持の有効性，安全性については多くの RCT，システマティックレビューが存在する[1~4]．両者の UC に対する有効性の直接的比較試験は存在するが，用量設定が不適切でありどちらが優れているかは一概にはいえず，臨床的にはほぼ差はない．

　CD における 5-ASA 製剤の効果をみたスタディは UC のものより圧倒的に少ない．SASP では 1970〜1980 年代の 2 報の RCT にて CD の寛解導入の有用性が示されているが，大腸病変に限られており，ステロイドとの比較ではステロイドより劣ることが示されている[5]．一方，メサ

ラジン製剤では，ペンタサの3報のメタアナリシスにて，プラセボより有意にCDAIを減少させることが示されているが[6]，それが臨床的に有用か否かは疑問とされており，また寛解導入効果でプラセボに対する有意差は示されていない[7]．2017年に行われたSASP，メサラジン，ブデソニド，コルチコステロイドと，プラセボまたは互いに比較するRCTのネットワークメタアナリシスでは，高用量メサラジン（2.4g/日以上）は，コルチコステロイドや高用量ブデソニド（6mg/日以上）には及ばないもののプラセボよりも優れ，一方SASPはプラセボを含むどの治療法よりも有効性は示さなかった[7]．CDの寛解維持効果については，5-ASA製剤は有効でないことが十分な対象数のあるplacebo controlled trialのメタアナリシスで示されている[8]．一方，CDの手術後の再燃予防に関しては，一定の効果があることがメタアナリシスで示されているが，症例数の大きな2つのスタディで有意差がないことや出版バイアスの可能性から，明らかではない[9]．

　5-ASAは比較的副作用の少ない薬剤であるが，5-ASA自体が腹痛，発熱，関節痛，血便などの原因となり，あたかもIBD自体が増悪しているような症状を呈することがある．drug-induced lymphocyte stimulation（DLST）は薬剤アレルギーの試験のひとつであり，5-ASA不耐の場合にもよく使用されることが多い．Saitoらによると，DLST試験は，5-ASAアレルギー診断に対する感度は低いが特異度は高いことが報告されている[10]．したがって，5-ASAアレルギーのほか，DLST陽性とならない5-ASA不耐例が存在する．5-ASA投与開始後の臨床経過が不自然な場合には5-ASA不耐（アレルギー）を疑うべきである．

文献

1) Ford AC, Achkar JP, Khan K, et al. Efficacy of 5-aminosalicylates in ulcerative colitis: systematic review and meta-analysis. Am J Gastroenterol 2011; **106**: 601-616（メタ）
2) Marshall JK, Thabane M, Steinhart AH, et al. Rectal 5-aminosalicylic acid for maintenance of remission in ulcerative colitis (Review). Cochrane Database Syst Rev 2012; **11**: CD004118（メタ）
3) Feagan BG, MacDonald JK. Oral 5-aminosalicylic acid for induction of remission in ulcerative colitis. Cochrane Database Syst Rev 2012; **10**: CD000543（メタ）
4) Feagan BG, MacDonald JK. Oral 5-aminosalicylic acid for maintenance of remission in ulcerative colitis (Review). Cochrane Database Syst Rev 2012; **10**: CD000544（メタ）
5) Lim WC, Hanauer S. Aminosalicylates for induction of remission or response in Crohn's disease (Review). Cochrane Database Syst Rev 2010; **12**: CD008870（メタ）
6) Hanauer SB, Strömberg U. Oral pentasa in the treatment of active Crohn's disease: a meta-analysis of double-blind, placebo-controlled trials. Clin Gastroenterol Hepatol 2004; **2**: 379-388（メタ）
7) Coward S, Kuenzig ME, Hazlewood G, et al. Comparative Effectiveness of Mesalamine, Sulfasalazine, Corticostreoids, and Budesonide for the induction of remission in Crohn's Disease: A Bayesian Network Meta-analysis. Inflamm Bowel Dis 2017; **23**: 461-472（メタ）
8) Akobeng AK, Gardener E. Oral 5-aminlsalicylic acid for maintenance of medically-induced remission in Crohn's disease (Review). Cochrane Database Syst Rev 2009; **4**: CD003715（メタ）
9) Gordon M, Naidoo K, Thomas AG, et al. Oral 5-aminlsalicylic acid for maintenance of surgically-induced remission in Crohn's disease (Review). Cochrane Database Syst Rev 2011; **1**: CD008414（メタ）
10) Saito D, Hayashida M, Sato T, et al. Evaluation of the drug-induced lymphocyte stimulation test for diagnosing mesalazine allergy. Intest Res 2018; **16**: 273-281（ケースシリーズ）

IBD 治療における副腎皮質ステロイドの有用性・使用上の注意点は？

回答

- 副腎皮質ステロイドは強力な抗炎症作用を有し，UC および CD の寛解導入に有用である．
- 副腎皮質ステロイドに寛解維持効果はなく長期投与による副作用もあり，寛解維持に有用ではない．
- 副腎皮質ステロイド投与開始後は，3ヵ月以内にプレドニゾロン換算で 10 mg/日（ブデソニドであれば，3 mg/日）以下にすることが好ましい．

解説

　副腎皮質ステロイド単独での寛解導入効果については，UC，CD とも欧米で 1960 年代からRCT が行われ，メタアナリシスでもプラセボに対して寛解導入効果が示されている[1,2]．しかし，古い時代の RCT が多く，重症度，病変部位，ステロイドの種類，投与法，割り付けなどに heterogeneity があり，質の高いメタアナリシスとはいえないことに留意したい．

　副腎皮質ステロイドには寛解維持効果がないことは繰り返し強調されているが，CD ではメタアナリシスで証明されているものの[3]，UC では古い時代の RCT 2 本に過ぎない[4,5]．

　古典的な副腎皮質ステロイド（プレドニゾロンなど）に比べて全身性副作用を軽減したブデソニド（主として回盲部から右側大腸の CD 病変に有効性を有する）は，CD に対する寛解導入効果を有するが，その効果は古典的な副腎皮質ステロイドよりやや低いことが示されている[6]．その寛解維持効果については否定的である[7]．

　ステロイドの副作用として，白内障，緑内障，副腎皮質機能不全，易感染性，耐糖能低下，創傷治癒遅延，骨粗鬆症などが報告されている．したがって，むやみな長期投与や高用量投与は避けるべきである．寛解導入に用いる場合にも，効果判定後には漸減中止することが必要であるが，漸減法については明確なエビデンスはないものの，ECCO guideline/consensus では，ステロイド投与開始後，3ヵ月以内にプレドニゾロン換算で 10 mg/日（ブデソニドであれば3 mg/日）以下にすることが推奨されている[8]．

　高齢者にステロイド投与を行う場合には，ニューモシスチス肺炎に対する予防投与や骨粗鬆症に対するビスホスホネート製剤の投与を考慮する．詳細は「ステロイド性骨粗鬆症の管理と治療ガイドライン 2014 年改訂版」（日本骨代謝学会ステロイド性骨粗鬆症の管理と治療ガイドライン改訂委員会編集）が望ましい．

　経口投与以外に，副腎皮質ステロイド静脈内投与による全身投与が行われているが，明確なエビデンスはない．また，UC に対しては，経肛門的な投与法（注腸フォーム剤，注腸製剤，坐剤）は有効である．5-ASA 製剤と比較して寛解導入効果は低く，第一選択とすべきではない．

■ 文献 ■

1) Ford AC, Bernstein CN, Khan KJ, et al. Glucocorticosteroid therapy in inflammatory bowel disease: systematic review and meta-analysis. Am J Gastroenterol 2011; **106**: 590-599 (メタ)

2) Benchimol Eric I, Seow Cynthia H, Steinhart A Hillary, et al. Traditional corticosteroids for induction of remission in Crohn's disease. Cochrane Database Syst Rev 2008; **2**: CD006792 (メタ)

3) Steinhart AH, Ewe K, Griffiths AM, et al. Corticosteroids for maintenance of remission in Crohn's disease. Cochrane Database Syst Rev 2003; **4:** CD000301 (メタ)

4) Lennard-Jones JE, Misiewocz JJ, Connell AM, et al. Prednisone as maintenance treatment of ulcerative colitis in remission. Lancet 1965; **285** (7378): 188-189 (ランダム)

5) Powell-Tuck J, Bown RL, Chambers TJ, et al. A controlled trial of alternate day prednisolone as a maintenance treatment of ulcerative colitis in remission. Digestion 1981; **22**: 263-270 (ランダム)

6) Seow CH, Benchimol EI, Griffiths AM, et al. Budesonide for induction of remission in Crohn's disease. Cochrane Database Syst Rev 2008; **3**: CD000296 (メタ)

7) Benchimol EI, Seow CH, Otley AR, et al. Budesonide for maintenance of remission in Crohn's disease. Cochrane Database Syst Rev 2009; **1**: CD002913 (メタ)

8) Gomollón F, Dignass A, Annese V, et al. 3rd European Evidence-based Consensus on the Diagnosis and Management of Crohn's Disease 2016: Part 1: Diagnosis and Medical Management. J Crohns Colitis 2017; **11**: 3-25

IBD 治療における免疫調節薬の有用性・使用上の注意点は？

回答

- AZA/6-MP は寛解期 UC において再燃予防効果があり、特にステロイド依存例や 5-ASA 製剤で寛解維持できない例の寛解維持療法に有効である.
- AZA/6-MP は寛解期 CD に対して、寛解維持効果がある.
- AZA/6-MP の副作用としては悪心などの消化器症状、骨髄抑制、脱毛や膵炎などがあげられる.

解説

アザチオプリン（AZA）/メルカプトプリン（6-MP）の UC の寛解維持効果についての RCT は 1970 年代にはじめて発表されている[1,2]が、placebo control の RCT 自体は 4 報程度と決して多くない. むしろ、長年の経験とそれに対する後ろ向き研究によってその効果について多く検証されている.

AZA/6-MP の CD の寛解維持効果に関するデータは UC よりも多い[3,4]. 2000 年代以降では術後再発予防の前向きスタディがいくつか行われており、臨床的、内視鏡的再燃予防に有効性が示されている[5]. また、10 報以上の後ろ向き解析のレビューで、初回手術を回避する効果についても有用性が示されている[4]. インフリキシマブ（IFX）と AZA の併用が、IFX 単独より CD の寛解導入率が上回るのは、前向き placebo controlled study（SONIC study）で示されている[6]. また、投与することは外科手術の回避に有用であり、さらに、手術後の臨床的再燃および内視鏡的再燃の予防にも有効である. また、IFX との併用は、IFX 単独より寛解導入率を上昇させる.

AZA/6-MP によるリンパ腫発症リスクの上昇については、メタアナリシス[7]、多施設大規模コホート[8]、米国のコホート研究[9]などで確認されている. いずれも 4 倍程度のリスク上昇が報告されている. また、服薬中止によりリスクは再度減少する. IFX との併用で、まれに致死的な肝脾 T 細胞リンパ腫の発症をきたすことが知られており、IBD 患者では全世界で 40 例ほどの報告がある. そのほとんどが 35 歳未満の男性である[10]. 一方、日本からの報告では、AZA/6-MP によるリンパ腫発症の明らかなリスク上昇は認められてはいない[11,12]（FRQ 3-2 参照）. AZA/6-MP その他の重要な副作用としては骨髄抑制があげられるが、好中球が 1,000/μL を切るような重篤な骨髄抑制は 1% 程度とされる[13]. 近年、Nucleoside diphosphate-linked moiety X-type motif 15（NUDT15）の遺伝子多型がチオプリン製剤の代謝に影響を及ぼすことが報告された[14]. この遺伝子多型は東アジアで多く認められる[15]. コドン 139 番目の塩基配列置換（CGT→TGT）によりアルギニン（Arg）がシステイン（Cys）に置換すると NUDT15 活性が低下する. 特にシステインホモ（Cys/Cys）では、チオプリン製剤による副作用（急激な白血球減少、脱毛）が生じることが報告されている[16]. 2019 年 2 月より、わが国では NUDT15 の遺伝子多型検査は保険適用となっている（CQ 3-3 を参照）.

投与量：日本人の AZA 初期投与量は施設により異なるが、25〜50 mg である. また、50 mg で効果が認められる場合が多い. その理由として、日本人では欧米人に比べ、TPMT 活性が低

いからである[17~19]．また，AZA の投与中，赤血球中の AZA の代謝産物 6-Thioguanine Nucleotide(s) を測定（保険適用外）することで，治療効果や副作用発現回避のための適正な投薬量を決めることができる．

　副作用について：AZA ではイミダゾール環が結合しているために，消化器関連の副作用が出現する場合がある．この場合は 6-MP（保険適用外）に変更することで，投与が継続可能となる場合もある．また，肝機能障害も副作用のひとつである．発熱，発疹，関節痛なども認められるが，投与量とは関係なく薬物中止によりその症状が消失する．臨床上，6-MP でアレルギー反応が生じた患者において，AZA の服用が問題ない場合があり，またその逆もありうる．これについての理由は明らかとはなっていない．膵炎は AZA および 6-MP で治療された患者の 1.3~3.3%で認められる．この副作用は投与量に非依存的であり，ほぼ決まって治療開始 3~4 週間以内に生じる．近年，HLA class Ⅱ（rs2647087）における遺伝子多型が AZA 関連発症膵炎のリスクと関連する（wild type（A/A）では 0.53%，heterozygous（A/C）では 4.25%，homozygous（C/C）では 14.63%）ことが報告されている[20]．

　注）IBD 患者に対する 6-MP の使用について，日本における保険適用はない．

文献

1) Kahn KJ, Dubinsky MC, Ford AC, et al. Efficacy of immunosuppressive therapy for inflammatory bowel disease: a systematic review and meta-analysis. Am J Gastroenterol 2011; **106**: 630-642（メタ）

2) Timmer A, McDonald JWD, Tsoulis DJ, et al. Azathioprine and 6-mercaptopurine for maintenance of remission in ulcerative colitis (Review). Cochrane Database Syst Rev 2012; **9**: CD000478（メタ）

3) Prefontaine E, Sutherland LR, MacDonald JK, et al. Azathioprine and 6-mercaptopurine for maintenance of remission in Crohn's disease (Review). Cochrane Database Syst Rev 2009; **1**: CD000067（メタ）

4) Chatu S, Subramanian V, Saxena S, et al. The role of thiopurines in reducing the need for surgical resection in Crohn's disease: a systematic review and meta-analysis. Am J Gastroenterol 2014; **109**: 23-34（メタ）

5) Peyrin-Biroulet L, Deltenre P, Ardizzone S, et al. Azathioprine and 6-mercaptopurine for the prevention of postoperative recurrence in Crohn's disease: a meta-analysis. Am J Gastroenterol 2009; **104**: 2089-2096（メタ）

6) Chande N, Tsoulis DJ, MacDonald JK. Azathioprine or 6-mercaptopurine for induction of remission in Crohn's disease (Review). Cochrane Database Syst Rev 2013; **4**: CD000545（メタ）

7) Kandiel A, Fraser AG, Korelitz BI, et al. Increased risk of lymphoma among inflammatory bowel disease patients treated with azathioprine and 6-mercaptopurine. Gut 2005; **54**: 1121-1125（メタ）

8) Beaugerie L, Brousse N, Bouvier AM, et al. Lymphoproliferative disorders in patients receiving thiopurines for inflammatory bowel disease: a prospective observational cohort study. Lancet 2009; **374**; 1617-1625（コホート）

9) Khan N, Abbas AM, Lichtenstein GR, et al. Risk of lymphoma in patients with ulcerative colitis treated with thiopurines: a nationwide retrospective cohort study. Gastroenterology 2013; **145**: 1007-1015（コホート）

10) Magro F, Peyrin-Biroulet L, Sokol H, et al. Extra-intestinal malignancies in inflammatory bowel disease: results of the 3rd ECCO Pathogenesis Scientific Workshop (III). J Crohns Colitis 2014; **8**: 31-44（ケースシリーズ）

11) Fukata N, Okazaki K, Omiya M, et al. Hematologic malignancies in the Japanese patients with inflammatory bowel disease. J Gastroenterol 2014; **49**: 1299-1306（横断）

12) Kobayashi T, Uda A, Udagawa E, Hibi T. Lack of increased risk of lymphoma by thiopurines or biologics in Japanese patients with inflammatory bowel disease: a large-scale administrative database analysis. J Crohns Colitis 2020; **14**: 617-623

13) Gisbert JP, Gomollón F. Thiopurine-induced myelotoxicity in patients with inflammatory bowel disease: a review. Am J Gastroenterol 2008; **103**: 1783-1800（メタ）

14) Yang SK, Hong M, Baek J, et al. A common missense variant in NUDT15 confers susceptibility to thiopurine-induced leukopenia. Nat Genet 2014; **46**: 1017-1020（横断）

15) Yang JJ, Landier W, Yang W, et al. Inherited NUDT15 variant is a genetic determinant of mercaptopurine intolerance in children with acute lymphoblastic leukemia. J Clin Oncol 2015; **33**: 1235-1242（横断）

第1章　総論

16) Kakuta Y, Naito T, Onodera M, et al. NUDT15 R139C causes thiopurine-induced early severe hair loss and leukopenia in Japanese patients with IBD. Pharmacogenomics J 2016; **16**: 280-285 (横断)

17) Kubota T, Nishida A, Takeuchi K, et al. Frequency distribution of thiopurine S-methyltransferase activity in red blood cells of a healthy Japanese population. Ther Drug Monit 2004; **26**: 319-321 (横断)

18) McLeod HL, Lin JS, Scott EP, et al. Thiopurine methyltransferase activity in American white subjects and black subjects. Clin Pharmacol Ther 1994; **55**: 15-20 (横断)

19) Lowenthal A, Meyerstein N, Ben-Zvi Z. Thiopurine methyltransferase activity in the Jewish population of Israel. Eur J Clin Pharmacol 2001; **57**: 43-46 (横断)

20) Wilson A, Jansen LE, Rose RV, et al. HLA-DQA1-HLA-DRB1 polymorphism is a major predictor of aza-thioprine-induced pancreatitis in patients with inflammatory bowel disease. Aliment Pharmacol Ther 2018; **47**: 615-620 (横断)

BQ 1-15

IBD 治療におけるカルシニューリン阻害薬の有用性・使用上の注意点は？

回答

- ステロイド治療が奏効しない重症 UC に対して，シクロスポリンの経静脈投与を考慮する．
- ステロイド治療が奏効しない重症 UC に対して，経口タクロリムス投与を考慮する．

解説

シクロスポリン（CsA）は Calcineurin（CN）に結合することで，転写因子である nuclear factor of activated T cells の核内移行を阻害し，サイトカインの産生を抑制する．対象となる患者は重症 UC 患者の場合がほとんどであり，中心静脈栄養下に 2〜4mg/kg の CsA を 24 時間持続投与で行う．Van Assche らによる検討では，CsA 4mg/kg と 2mg/kg 投与後 8 日目での治療反応性に差が認められなかった[1]．この結果から，2mg/kg が至適投与量と考えられている．CsA による治療を行う場合，持続的有効血中濃度の維持や副作用発現予防のため，血中濃度の測定は必須である．治療後 1 週間程度で臨床症状の改善を認めるとされている．投与期間は原則 2 週間以内である．それ以上の投与は副作用の危険が高くなる．CsA による副作用は，高血圧，てんかん発作，感覚異常，振戦，歯肉腫脹，多毛症，電解質異常，日和見感染，腎機能障害などがあげられる．Cochrane レビューでは，CsA の重症 UC に対する治療効果を認めながらも，エビデンスは限られているとの結論であった[2]．ステロイド抵抗性重症 UC に対するインフリキシマブと CsA の治療効果を比較した RCT では，短期治療成績に関して 2 つの薬剤間に差がないことが報告されている[3]．しかしながら，日本では，CsA の UC に対する保険適用は認められていない．

タクロリムス（TAC）は CsA と同様にカルシニューリン活性を阻害することにより，サイトカインの産生を抑制する[4]．対象となる患者はステロイド依存性，抵抗性 UC 患者である．通常，寛解導入を目的とした血中トラフ値は 10〜15ng/mL が推奨されている[5,6]．TAC による治療を行う場合も，CsA と同様に持続的有効濃度の維持や副作用発現予防のため，血中トラフの測定が必須である．TAC 投与後，手の振戦やほてり感を訴える場合がある．頭痛については，軽いものから重篤（かなり強い）まで様々であり，重篤な場合は血中濃度を下げても持続する場合があり注意を要する．また，高濃度では腎機能障害が報告されているが，血中濃度を下げることで，多くの場合腎機能は回復する．しかしながら，腎機能障害が持続する症例もあり，慎重な経過観察が必要である．急性重症 UC に対する TAC の治療効果については，エビデンスの構築が必要である[3]．また，急性重症 UC 例に対する TAC の推奨トラフ値は明らかでない．

文献

1) Van Assche G, D'Hanes G, Noman M, et al. Rondomized, double-blind comparison of 4mg/kg versus

2mg/kg intravenous cyclosporine in severe ulcerative colitis. Gastroenterology 2003; **125**: 1025-1031 （ランダム）

2) Shibolet O, Regushevskaya E, Brezis M, et al. Cyclosporine A for induction of remission in severe ulcerative colitis. Cochrane Database Syst Rev 2005; **1**: CD004277 （メタ）

3) Laharie D, Bourreille A, Branche J, et al. Ciclosporin versus infliximab in patients with severe ulcerative colitis refractory to intravenous steroids: a parallel, open-label randomised controlled trial. Lancet 2012; **380**: 1909-1915 （ランダム）

4) Baumgart DC, Macdonald JK, Feagan B. Tacrolimus (FK506) for induction of remission in refractory ulcerative colitis. Cochrane Database Syst Rev 2008; **3**: CD007216 （メタ）

5) Ogata H, Matsui T, Nakamura M, et al. A randomized dose finding study of oral tacrolimus (FK506) therapy in refractory ulcerative colitis. Gut 2006; **55**: 1255-1262 （ランダム）

6) Yamamoto S, Nakase H, Mikami S, et al. Long-term effect of tacrolimus therapy in patients with refractory ulcerative colitis. Aliment Pharmacol Ther 2008; **28**: 589-597 （ケースシリーズ）

BQ 1-16

IBD 治療における抗 TNFα 抗体製剤の有用性・使用上の注意点は？

回答

● ステロイド抵抗もしくは依存の中等症〜重症の UC の寛解導入および寛解維持において，抗 TNFα 抗体製剤は有効である.
● 炎症活動性を有する CD の寛解導入および寛解維持に抗 TNFα 抗体製剤は有効である.

解説

1. UC に対する効果

　メタアナリシスおよび RCT によると，ステロイド抵抗あるいは依存の中等症あるいは重症の UC 患者の寛解導入に対して，インフリキシマブ[1] およびアダリムマブ[2] およびゴリムマブ[3] は有効である. 投与初期に抗 TNFα 抗体製剤が有効であった症例における二次無効の割合は約 5 年間の経過観察で約 60% と報告されている[3].

2. CD に対する効果

　2011 年のメタアナリシス[1] によると炎症活動性のある CD の寛解導入に対して，インフリキシマブもアダリムマブも有効である. 米国，カナダ，ベルギー，フランスの合計 52 の施設の多施設共同 RCT[5] によると中等症〜重症の CD でインフリキシマブ不耐症あるいは二次無効の患者の寛解導入に対してアダリムマブ初回 160 mg，2 週間後 80 mg の投与は有効である. ステロイド依存性あるいは高用量のメサラジンあるいはステロイド抵抗性の中等症〜重症の CD 患者を対象に行った RCT[6] によると，インフリキシマブ単剤投与群よりもインフリキシマブにアザチオプリンを併用した群において，投与開始後 26 週間後の臨床的な寛解率は有意に高い. 抗 TNFα 抗体製剤と免疫抑制薬を併用して寛解状態に入った CD 患者に対して，いつまで抗 TNFα 抗体製剤の投与を続けるべきかどうかに関しては，現時点で不明であるが，6〜12 ヵ月程度併用することが推奨されている. ただし，ベルギー，フランスの合計 20 施設の 115 人の寛解期の CD 患者を対象とした前向きのコホート研究[7] によると，インフリキシマブの投与中止後 1 年以内に 50% の患者において CD の再燃が観察された. CD の痔瘻に対しては，抗 TNFα 抗体製剤の有効性が示されている[8]. アダリムマブにおけるチオプリン製剤併用の位置づけを明確にする目的として医師主導型多施設共同研究，CD に対するアダリムマブと免疫調節剤併用療法の検討（Deep Remission of Immunomodulator and Adalimumab Combination Therapy for Crohn's Disease：DIAMOND 試験）が行われた[9]. 世界ではじめて生物学的製剤と免疫調節薬ナイーブの中等症から重症の CD 患者を対象とした，アダリムマブ単剤とアダリムマブとチオプリン製剤併用療法の前向き RCT である. 主要評価項目である 26 週での臨床的寛解患者の割合は，投薬の副作用のために研究を中止した 14 人の患者を除外した per-protocol 解析ではアダリムマブ単剤群で 72.6%，チオプリン併用群で 79.5% と両群で統計学的有意差は認められなかっ

た．また，2, 4, 12, 26, 52週いずれの時点においても臨床的寛解と臨床的反応率ともに両群間で有意差を認めてはいない．

　抗TNFα抗体製剤治療中に効果減弱が認められた場合には，CD患者に限り期間短縮または増量が認められている．インフリキシマブでは，6週の投与以後，効果が減弱した場合に投与量の増量（体重1 kgあたり10 mg）または投与間隔の短縮（最短4週間の間隔）が可能である．

　また，アダリムマブでは，効果が減弱した場合に1回80 mgまで増量可能である．

3. 抗TNFα抗体製剤の副作用

　抗TNFα抗体製剤の投与により結核，B型肝炎などの感染症が活性化されることが報告されている[10,11]．したがって，抗TNFα抗体製剤投与開始前に結核，B型肝炎ウイルス感染症を否定しておくことが重要である．潜在性肺結核の診断には胸部X線に加えてツベルクリン反応およびインターフェロンγ遊離試験（interferon-gamma release assay：IGRA）を行う[12]．B型肝炎ウイルス感染症に関しては，HBs抗原，抗HBs抗体，抗HBc抗体などの検査を行う[13]．後ろ向き観察研究によると皮膚症状は約30%に起こると報告されている[14]．また，脱髄疾患や末梢神経障害も報告されている．

　UC患者に対して寛解導入目的で投与されたインフリキシマブの副作用に関しては，2011年のメタアナリシス[1]によると，投与時の反応（投与時反応あるいは注射部位反応），頭痛，皮疹，関節痛のいずれも，プラセボ群と比較してその頻度に有意差は認められなかった．また，活動期のCDの寛解導入目的で投与された抗TNFα抗体製剤に関しても，感染，注射部位の反応，頭痛，腹痛，悪心・嘔吐，関節痛あるいは筋肉痛，発熱のいずれに関しても，プラセボ群と比較してその頻度に有意差を認められなかった．

　北米のCD患者約6,000人を対象に行われた前向きコホート研究[15]によるとインフリキシマブは重症感染症の有意な危険因子ではない［調整オッズ比は0.991（95%CI 0.641〜1.535）］．同じコホートを用いた前向きの観察研究によるとインフリキシマブ単独投与の悪性腫瘍発症に対する調整ハザード比は0.59（95%CI 0.28〜1.22）であり，インフリキシマブ単独投与は悪性腫瘍に対する有意な危険因子ではない[16]．ただし，チオプリン製剤と併用された場合，非Hodgkinリンパ腫[17]や肝脾リンパ腫[18]の危険因子である（ただし，日本人におけるリスクは証明されていない）．また，インフリキシマブの効果をみる目的のRCT[19]の結果によると，プラセボ群に比べてインフリキシマブ投与群で抗核抗体，抗DNA抗体の出現頻度が有意に高い．また，アダリムマブの効果をみる目的のRCT[2]の結果によると，プラセボ群に比べてアダリムマブ投与群で注射部位の炎症あるいは白血球減少の出現頻度が有意に高い．

📖 文献 📖

1) Ford AC, Sandborn WJ, Khan KJ, et al. Efficacy of biological therapies in inflammatory bowel disease: systematic review and meta-analysis. Am J Gastroenterol 2011; **106**: 644-659（メタ）

2) Sandborn WJ, van Assche G, Reinisch W, et al. Adalimumab induces and maintains clinical remission in patients with moderate-to-severe ulcerative colitis. Gastroenterology 2012; **142**: 257-265（ランダム）

3) Sandborn WJ, Feagan BG, Marano C, et al; PURSUIT-SC Study Group. Subcutaneous golimumab induces clinical response and remission in patients with moderate-to-severe ulcerative colitis. Gastroenterology 2014; **146**: 85-95; quiz e14-5（ランダム）

4) Ma C, Huang V, Fedorak DK, et al. Outpatient ulcerative colitis primary anti-TNF responders receiving adalimumab or infliximab maintenance therapy have similar rates of secondary loss of response. J Clin Gastroenterol 2015; **49**: 675-682（コホート）

5) Sandborn WJ, Rutgeerts P, Enns R, et al. Adalimumab induction therapy for Crohn disease previously

treated with infliximab: a randomized trial. Ann Intern Med 2007; **146**: 829-838（ランダム）

6) Colombel JF, Sandborn WJ, Reinisch W, et al. Infliximab, azathioprine, or combination therapy for Crohn's disease. N Engl J Med 2010; **362**: 1383-1395（ランダム）

7) Gecse KB, Bemelman W, Kamm MA, et al. A global consensus on the classification, diagnosis and multidisciplinary treatment of perianal fistulising Crohn's disease. Gut 2014; **63**: 1381-1392（ガイドライン）

8) Louis E, Mary JY, Vernier-Massouille G, et al. Maintenance of remission among patients with Crohn's disease on antimetabolite therapy after infliximab therapy is stopped. Gastroenterology 2012; **142**: 63-70（コホート）

9) Matsumoto T, Motoya S, Watanabe K, et al. Adalimumab monotherapy and a combination with azathioprine for Crohn's Disease: A prospective randomized trial. J Crohns Colitis 2016; **10**: 1259-1266（ランダム）

10) Askling J, Fored CM, Brandt L, et al. Risk and case characteristics of tuberculosis in rheumatoid arthritis associated with tumor necrosis factor antagonists in Sweden. Arthritis Rheum 2005; **52**: 1986-1992（コホート）

11) Ryu HH, Lee EY, Shin K, et al. Hepatitis B virus reactivation in rheumatoid arthritis and ankylosing spondylitis patients treated with anti-TNFalpha agents: a retrospective analysis of 49 cases. Clin Rheumatol 2012; **31**: 931-936（コホート）

12) Kornbluth A, Sachar DB; Practice Parameters Committee of the American College of G. Ulcerative colitis practice guidelines in adults. American College Of Gastroenterology, Practice Parameters Committee. Am J Gastroenterol 2010; **105**: 501-523（ガイドライン）

13) 日本肝臓学会肝炎診療ガイドライン作成委員会（編）. B型肝炎治療ガイドライン（第3.2版） 2020年7月（ガイドライン）

14) Cleynen I, Van Moerkercke W, Billiet T, et al. Characteristics of skin lesions associated with anti-tumor necrosis factor therapy in patients with inflammatory bowel disease: a cohort study. Ann Intern Med 2016; **164**: 10-22（コホート）

15) Lichtenstein GR, Feagan BG, Cohen RD, et al. Serious infections and mortality in association with therapies for Crohn's disease: TREAT registry. Clin Gastroenterol Hepatol 2006; **4**: 621-630（コホート）

16) Lichtenstein GR, Feagan BG, Cohen RD, et al. Drug therapies and the risk of malignancy in crohn's disease: results from the TREAT Registry. Am J Gastroenterol 2014; **109**: 212-223（コホート）

17) Siegel CA, Marden SM, Persing SM, et al. Risk of lymphoma associated with combination anti-tumor necrosis factor and immunomodulator therapy for the treatment of Crohn's disease: a meta-analysis. Clin Gastroenterol Hepatol 2009; **7**: 874-881（メタ）

18) Kotlyar DS, Osterman MT, Diamond RH, et al. A systematic review of factors that contribute to hepatosplenic T-cell lymphoma in patients with inflammatory bowel disease. Clin Gastroenterol Hepatol 2011; **9**: 36-41（メタ）

19) Rutgeerts P, Sandborn WJ, Feagan BG, et al. Infliximab for induction and maintenance therapy for ulcerative colitis. N Engl J Med 2005; **353**: 2462-2476（ランダム）

免疫抑制作用を有する薬剤を使用する際の注意点は？

回答

- 免疫抑制を伴う治療の重複使用においては，感染症などのリスクを考慮し慎重に行う．
- B 型肝炎ウイルス感染者（キャリアおよび既往感染者）の場合，HBV の再活性化に伴う B 型肝炎発症のリスクに注意を払う．
- 抗 TNFα抗体製剤治療では結核併発のリスクに注意を払う．

解説

　ステロイド抵抗例などの難治例や重症例では，血球成分除去療法（cytapheresis：CAP）やシクロスポリン点滴静注・タクロリムスの経口投与・インフリキシマブの点滴静注・アダリムマブの皮下注射・ゴリムマブの皮下注射・ベドリズマブ点滴静注・トファシチニブ経口投与・ウステキヌマブ静注・皮下注などの選択肢があるが，必要に応じて専門家の意見を聞くことが望ましい．特に強い免疫抑制を伴う治療の重複使用においては，感染症などのリスクを考慮し慎重に行う．

　B 型肝炎ウイルス感染者（キャリアおよび既往感染者）に対し各種の免疫を抑制する治療を行う場合，HBV の再活性化による B 型肝炎を発症する可能性が考慮される．このため免疫を抑制する薬剤の使用に際しては，日本肝臓学会編集「B 型肝炎治療ガイドライン（第 3.2 版）」に基づいた B 型肝炎ウイルスのスクリーニングが必要であり，ウイルス保有患者については同ガイドラインに準じた医療的対応が必要である[1]．しかしながら，通常の免疫抑制療法においては，HBV 再活性化，肝炎の発症，劇症化の頻度は明らかでない．ガイドラインに関するエビデンスは十分ではなく，核酸アナログ投与による劇症化予防効果を完全に保証するものではない．

　抗 TNFα抗体製剤治療では結核併発のリスクが報告されている．また，生物学的製剤投与中に併発する結核症の半分あるいは過半数は肺外結核であり，高熱，胸痛や腹痛，リンパ節腫脹などの症状や所見に注意を払うべきである．

　本剤の投与に際しては十分な問診および胸部 X 線検査に加え，インターフェロンγ遊離試験（interferon-gamma release assay：IGRA）またはツベルクリン反応検査を行うが，特に免疫低下者では，偽陰性が時にあるので，総合的な診断が必要となる．疑わしい場合には積極的に胸部 CT 検査も併用するとともに呼吸器内科医など専門家にコンサルテーションする必要がある．これらスクリーニング検査で陽性所見がひとつでもあれば潜在性結核感染（LTBI）を疑い本剤開始 3 週間前から INH（原則 300 mg／日）を 6～9 ヵ月間投与する．ツベルクリン反応などの検査陰性例や，抗結核薬による LTBI 治療後に活動性結核が認められた報告があり，本剤治療期間中には肺および肺外結核の発現に留意し，経過観察を行う（BQ 1-16 参照）．

　ヤヌスキナーゼ阻害薬であるトファシチニブは間接的に TNFα の作用を阻害する可能性があり，接着因子に対する抗体製剤であるベドリズマブも感染症に対する免疫に影響を与える可能性が否定できないため，投与に先立っては同様の結核スクリーニングを行う必要がある．

　従来，ステロイドを含む免疫抑制治療中に併発した結核治療の際，これらの薬剤を中止し，抗結核治療に専念すべきであると考えられていた．しかしながら，免疫抑制作用の薬剤を中止することにより，現疾患の増悪ならびに，結核病態自体の増悪をきたす場合がある（免疫再構築症候群）．免疫抑制療法を中止することにより，粟粒結核などの全身性結核の様相を呈し，病状がコントロールできず死亡にいたった例も報告されている．したがって，免疫抑制療法中に併発した結核治療の際に，安易にステロイドや生物学的製剤を中止すべきではない[2]．

　帯状疱疹（水痘），麻疹，風疹，おたふくかぜ，BCG などの生ワクチン接種は，免疫抑制薬投与中は禁忌である．近年，帯状疱疹に関しては，免疫抑制薬投与中にも使用可能なサブユニットワクチンが開発された．生ワクチン接種については，投与中止後，3〜6ヵ月の間隔を空けることが望ましいとされている．したがって，投与前には，生ワクチンしかない感染症のワクチン摂取歴の問診や抗体価を確認することが重要である．

文献

1)　日本肝臓学会肝炎診療ガイドライン作成委員会（編）．B 型肝炎治療ガイドライン（第3.2版）　2020 年 7 月（ガイドライン）
2)　日本呼吸器学会．生物学的製剤と呼吸器疾患　診療の手引き，2014（ガイドライン）

IBD 治療における栄養療法の有用性と注意点は？

回答

● UC に対する経腸栄養療法，中心静脈栄養などの栄養療法単独での寛解導入効果は明らかではなく，薬物療法や血球成分除去療法（CAP）を主体とすべきであり，安易に食事制限を強いるべきではない．

● 活動期 CD に対する寛解導入療法として経腸栄養療法は有効である．経腸栄養療法は安全面で優れているが，治療に対する受容が困難な場合がある．

● 成分栄養剤による（在宅）経腸栄養療法は CD の寛解維持に有効である．

解説

　CD と異なり，UC に対しては栄養療法［（在宅）経腸栄養療法，中心静脈栄養療法など］そのものに寛解導入効果はない[1]．UC 急性期には，腸管安静による栄養管理は必要であるが，寛解導入目的で栄養療法を用いることは適切ではない[2]．寛解期についても UC では CD と異なり，食事療法や在宅栄養療法の有効性に関するエビデンスは存在しない．多くの患者は寛解期にあっても自主的に食事制限を行い，乳製品などを回避する傾向がみられる[3]．しかしながら，その再燃予防効果は明らかではなく，逆にカルシウムなどの欠乏が指摘されている[3]．特に寛解期においては安易に不必要な食事制限を行って，栄養維持を妨げたり，QOL を損なったりすべきでない．

　活動期 CD に対する経腸栄養療法の寛解導入効果は，副腎皮質ステロイドと比べやや劣る（オッズ比 0.3 倍，95%CI 0.17～0.52）ことがメタアナリシスで示されている[4]．このため，欧米において成人 CD に対する栄養療法は，主に副腎皮質ステロイドの代用や急性期の栄養改善目的での使用にとどまっている[5,6]．一方，日本からは，成分栄養剤による経腸栄養療法は副腎皮質ステロイドと比べ寛解導入率が高く，特に腸管病変の改善に優れているとの報告があり[7]，CD 治療指針では寛解導入治療の選択肢として示されている[8]．経腸栄養療法は，副腎皮質ステロイドなどの薬物療法より安全面で優れている．しかし，受容性の面で治療継続が困難な場合もある[9]．消化態栄養剤はアミノ酸やオリゴペプチドを窒素源とし脂肪の含有量が少ない経腸栄養剤であるため，腸管での消化吸収が容易である．消化態栄養剤のなかで成分栄養剤は，窒素源がアミノ酸で脂肪をほとんど含まない．半消化態栄養剤は蛋白質を窒素源とし，脂肪もある程度含有する経腸栄養剤である．活動期 CD に対する各種経腸栄養剤の治療効果の差異については多くの RCT がなされ，メタアナリシスでは消化態栄養剤と半消化態栄養剤の寛解導入効果に明らかな差を認めないことが示されている[4]．したがって，消化態栄養剤と半消化態栄養剤で寛解導入効果に明らかな差を認めないともいえるが，日本では受容性や患者の嗜好などが考慮され，個々の症例に応じて選択されているのが現状である．

　経腸栄養療法は CD に対する寛解導入効果だけでなく，寛解維持にも有効である．総摂取カロリーの半分を成分栄養剤で摂取すると，食事指導のみと比べて有意に寛解維持効果が高いことが報告されている[10]．しかし，有効性が証明される一方で，治療への受容性に課題があることも指摘されている[11]．寛解維持に対するこれら 2 つの試験では，各々有効性が示されている

が，検討方法が異なっている[12]．CD に根治的な治療がない現状では，長期にわたる寛解維持療法が必要となるが，経腸栄養療法を継続することは決して容易ではない．実臨床では受容性を考慮し，半消化態栄養剤など消化態栄養剤以外の栄養剤が用いられているが，これらの寛解維持効果については十分な検証がなされていない[13]．なお，近年，薬物療法特に抗 TNFα 抗体製剤と経腸栄養法の併用効果が期待されている[14]．

文献

1) Lochs H, Dejong C, Hammarqvist F, et al. ESPEN Guidelines on Enteral Nutrition: Gastroenterology Clin Nutr 2006; **25**: 260-274（ガイドライン）

2) Mowat C, Cole A, Windsor A, et al. Guidelines for the management of inflammatory bowel disease in adults. Gut 2011; **60**: 571-607（ガイドライン）

3) Jowett SL, Seal CJ, Phillips E, et al. Dietary beliefs of people with ulcerative colitis and their effect on relapse and nutrient intake. Clin Nutr 2004; **23**: 161-170（コホート）

4) Zachos M, Tondeur M, Griffiths AM. Enteral nutritional therapy for inducing remission of Crohn's disease. Cochrane Database Syst Rev 2007; **1**: CD000542（メタ）

5) Lichtenstein GR, Hanauer SB, Sandborn WJ; Practice Parameters Committee of American College of Gastroenterology. a management of Crohn's disease in adults. Am J Gastroenterol 2009; **104**: 465-483（ガイドライン）

6) Mowat C, Cole A, Windsor A, et al. Guidelines for the management of inflammatory bowel disease in adults. Gut 2011; **60**: 571-607（ガイドライン）

7) Okada M, Yao T, Yamamoto T, et al. Controlled trial comparing an elemental diet with prednisolone in the treatment of active Crohn's disease. Hepatogastroenterology 1990; **37**: 72-80（ランダム）

8) 厚生労働省科学研究費補助金 難治性疾患等政策研究事業「難治性炎症性腸管障害に関する調査研究」（鈴木班）令和元年度分担研究報告書 潰瘍性大腸炎・クローン病診断基準・治療指針 令和元年度 改訂版（令和2年3月31日），2020 http://www.ibdjapan.org/（2020年9月30日閲覧）

9) Messori A, Trallori G, D'Albasio G, et al. Defined-formula diets versus steroids in the treatment of active Crohn's disease: a meta-analysis. Scand J Gastroenterol 1996; **31**: 267-272（メタ）

10) Takagi S, Utsunomiya K, Kuriyama S, et al. Effectiveness of an 'half elemental diet' as maintenance therapy for Crohn's disease: a randomized-controlled trial. Aliment Pharmacol Ther 2006; **24**: 1333-1340（ランダム）

11) Verma S, Kirkwood B, Brown S, et al. Oral nutritional supplementation is effective in the maintenance of remission in Crohn's disease. Dig Liver Dis 2000; **32**: 769-774（非ランダム）

12) Akobeng AK, Thomas AG. Enteral nutrition for maintenance of remission in Crohn's disease. Cochrane Database Syst Rev 2007; **3**: CD005984（メタ）

13) Matsui T, Ueki M, Yamada M, et al. Indications and options of nutria treatment for Crohn's disease. A comparison of elemental and polymeric diets. J Gastroenterol 1995; **30**（Suppl Ⅷ）: 95-97（非ランダム）

14) Hisamatsu T, Kunisaki R, Nakamura S, et al. Effect of elemental diet combined with infliximab dose escalation in patients with Crohn's disease with loss of response to infliximab: CERISIER trial. Intest Res 2018; **16**: 494-498（ランダム）

IBD 治療における血球成分除去療法（CAP）の有用性と注意点は？

回 答

- 中等症～重症の活動性 UC において，血球成分除去療法（CAP）を治療選択肢のひとつとして考慮する．
- 週2回の集中療法では，週1回より寛解導入までの期間が短く，寛解率も向上する．
- 大腸病変のある活動期 CD において，薬物療法や栄養療法が無効あるいは適用できない場合，顆粒球単球除去療法（GMA）の併用を考慮する．

解説

　日本で UC 治療に用いられる血球成分除去療法（cytapheresis：CAP）は，顆粒球単球除去療法（granulocyte/monocytapheresis：GMA，アダカラム）である．GMA は免疫吸着ビーズを充填したカラムにより顆粒球・単球を除去する．

　日本では，中等症～重症の UC に対して CAP が保険治療として用いられる．欧米で行われた sham カラムを用いた blinded RCT で，GMA に有意な治療効果を認めなかったとする報告がある[1]．一方，メタアナリシスによると中等症～重症 UC に対する寛解導入効果については，安全性，ステロイド減量効果に優れていたと報告されている[2]．また，他のメタアナリシスにおいては，ステロイドに比べて安全性が高いこと，寛解導入効果はステロイドと比較しても劣らないことが報告されている[3]．比較試験はないがステロイド未使用例でも高い有効性が報告され[4]，ステロイドナイーブ例にも応用しうる．したがって，CAP はステロイド治療有無にかかわらず，中等症から重症の UC に対し治療効果が期待できるため，治療選択肢のひとつとして考慮してもよい．

　日本で行われた1報の RCT（オープン試験）において，週1回より週2回で寛解導入までの期間が短く，寛解率も向上する（54％ vs. 71％）ことが示された[5]．この治療効果はメタアナリシスによっても示されている（48.5％ vs. 58.8％，$p = 0.05$）[3]（BQ 3-4 を参照）．日本において，CAP による UC に対する寛解維持効果の検討がなされた．CAP による寛解導入後，患者は1ヵ月に2回の CAP を継続する群と，継続しない群に割り当てられ，12ヵ月後の累積寛解維持率を2群間で比較検討した．安全性には問題は認められなかったが，2群間の累積寛解維持率に有意差は認められなかった[6]．

　CD については，既存の薬物療法や栄養療法で改善の得られない，大腸病変を有する活動期症例に対して GMA が有効であることが報告され[7]，2010年に保険適用となった．本邦多施設共同非盲検 RCT（$n = 99$）では CD に対する intensive GMA の有効性が検討され，weekly GMA との臨床的寛解率に差を認めなかった（35.2％ vs. 35.6％）が，寛解達成までの期間短縮効果はみられたと報告している[8]（BQ 3-5 を参照）．

　CAP は副作用が少ない安全な治療であるが，末梢血管確保が困難な例（脱水，貧血を含める）

では有効な血流量が確保できず，施行困難である．また，UC の広範粘膜脱落などの重篤例には治療効果が乏しいことが，実臨床で知られている．保険適用外であるが，CAP による UC に対する寛解維持効果の報告がある[9]．CD に対する寛解維持効果については，症例報告が1報あるのみである[10]．

　注：セルソーバ EX を使用した CAP 治療（leukocytapheresis：LCAP）も行われていた．セルソーバ EX は，現在生産中止となっている．

文献

1) Sands BE, Sandborn WJ, Feagan B, et al; Adacolumn Study Group. A randomized, double-blind, sham-controlled study of granulocyte/monocyte apheresis for active ulcerative colitis. Gastroenterology 2008; **135**: 400-409（メタ）

2) Zhu M, Xu, X, Nie F, et al. The efficacy and safety of selective leukocytapheresis in the treatment of ulcerative colitis: a meta-analysis. Int J Colorectal Dis 2011; **26**: 999-1007（メタ）

3) Yoshino T, Nakase H, Minami N, et al. Efficacy and safety of granulocyte and monocyte adsorption apheresis for ulcerative colitis: a meta-analysis. Dig Liver Dis 2014; **46**: 219-226（メタ）

4) Sigurbjörnsson FT, Bjarnason I. Leukocytapheresis for the treatment of IBD. Nat Clin Prac Gastroenterol Hepatol 2008; **5**: 509-516（ケースコントロール）

5) Sakuraba A, Motoya S, Watanabe K, et al. An open-label prospective randomized multicenter study shows very rapid remission of ulcerative colitis by intensive granulocyte and monocyte adsorptive apheresis as compared with routine weekly treatment. Am J Gastroenterol 2009; **104**: 2990-2995（ランダム）

6) Naganuma M, Yokoyama Y, Motoya S, et al; CAPTAIN study Group. Efficacy of apheresis as maintenance therapy for patients with ulcerative colitis in an open-label prospective multicenter randomised controlled trial. J Gastroenterol 2020; **55**: 390-400（ランダム）

7) Fukuda Y, Matsui T, Suzuki Y, et al. Adsorptive granulocyte and monocyte apheresis for refractory Crohn's disease: an open multicenter prospective study. J Gastroenterol 2004; **39**: 1158-1164（ケースコントロール）

8) Yoshimura N, Yokoyama Y, Matsuoka K, et al. An open-label prospective randomized multicenter study of intensive versus weekly granulocyte and monocyte apheresis in active crohn's disease. BMC Gastroenterol 2015; **15**: 163（ランダム）

9) Fukunaga K, Yokoyama Y, Kamokozuru K, et al. Adsorptive granulocyte/monocyte apheresis for the maintenance of remission in patients with ulcerative colitis: a prospective randomized, double blind, sham-controlled clinical trial. Gut Liver 2012; **6**: 427-433（ランダム）

10) Tate D, Cairnes V, Valori R, et al. First successful use of leukocyte apheresis as maintenance therapy for Crohn's disease in the United Kingdom. J Clin Apher 2014; **29**: 181-182（ケースシリーズ）

IBD の外科的治療の適応と注意点は？

回答

- 重症例や癌または dysplasia 合併例では生命予後の改善が期待できる．また，内科的治療で改善のない原病による症状や治療薬による副作用，腸管外合併症（特に壊疽性膿皮症）などがある例では QOL の改善が期待できる．
- 縫合不全，腸閉塞などの術後合併症や UC では回腸嚢炎，CD では短腸症候群などを生じる可能性がある．
- 高齢者 IBD は，手術時期の遅れにより，大出血や中毒性巨大結腸症などの合併症を起こしやすい．

解説

　UC，CD とも内科的治療では改善できない病態（CD では腸管狭窄・内瘻・膿瘍）や low-grade dysplasia に対し（相対的手術適応），また生命危機の回避（大腸穿孔，大量出血，中毒性巨大結腸症）や high-grade dysplasia・癌のために手術が行われる（絶対的手術適応）[1,2]．原病による症状，腸管外合併症，薬剤の副作用などによって日常生活が障害されている症例も手術適応で[2]，術後はこれらの改善によって，QOL の向上が期待できる[3~7]．外科的治療の有害性もある．両疾患とも術後死亡はあるものの，その発生率は低い[8~10]．UC の標準術式である大腸全摘，回腸嚢肛門（管）吻合術後には，縫合不全をはじめとする回腸嚢合併症や腸閉塞などを生じる可能性があるものの[8]，回腸嚢機能率（回腸嚢が人工肛門による空置や切除を行うことなく貯留嚢として機能している率）は約 95％と高い[11]．女性では妊孕率が低下するとの報告もあるが，妊娠後の経過は良好であり，多くは妊娠によって排便機能に関連性はないが，CD 肛門病変，回腸嚢肛門吻合術後では経腟分娩により排便機能が低下する可能性がある[12,13]．CD 術後の縫合不全の発生率は 2~14％である[14,15]．また，腸管病変が再発し，再手術が必要になる場合があり，残存腸管長の短縮により小腸機能不全をきたし，在宅中心静脈栄養療法を要する場合がある[16]．

　高齢者 IBD は，手術時期の遅れにより，大出血や中毒性巨大結腸症などの合併症を起こしやすい．穿孔にいたると 50％の致死率との報告がある[17]．また，術後肺炎などによる周術期死亡が高率だったとする報告がある[18]．そのため，免疫抑制治療薬が効果不十分の場合は，早期の手術適応も念頭に置いて専門医にコンサルトすることが推奨される[19]．

文献

1) Mowat C, Cole A, Windsor A, et al. Guidelines for the management of inflammatory bowel disease in adults. Gut 2011; **60**: 571-607（ガイドライン）
2) 厚生労働省科学研究費補助金 難治性疾患等政策研究事業「難治性炎症性腸管障害に関する調査研究」（鈴木班）令和元年度分担研究報告書 潰瘍性大腸炎・クローン病診断基準・治療指針 令和元年度 改訂版（令和2年3月31日），2020 http://www.ibdjapan.org/（2020年9月30日閲覧）
3) Heikens JT, de Vries J, van Laarhoven CJ. Quality of life, health-related quality of life and health status in patients having restorative proctocolectomy with ileal pouch-anal anastomosis for ulcerative colitis: a systematic review. Colorectal Dis 2012; **14**: 536-544（メタ）

4) Da Luz Moreira A, Kiran RP, Lavery I. Clinical outcomes of ileorectal anastomosis for ulcerative colitis. Br J Surg 2010; **97**: 665-669（ケースコントロール）

5) Thirlby RC, Land JC, Fenster LF, et el. Effect of surgery on health-related quality of life in patients with inflammatory bowel disease: a prospective study. Arch Surg 1998; **133**: 826-832（コホート）

6) Tillinger W, Mittermaier C, Lochs H, et al. Health-related quality of life in patients with Crohn's disease; influence of surgical operation: a prospective trial. Dig Dis Sci 1999; **44**: 932-938（コホート）

7) Fazio VW, Kiran RP, Remzi FH, et al. Ileal pouch anal anastomosis: analysis of outcome and quality of life in 3707 patients. Ann Surg 2013; **257**: 679-685（コホート）

8) De Silva S, Ma C, Proulx MC, et al. Postoperative complications and mortality following colectomy for ulcerative colitis. Clin Gastroenterol Hepatol 2011; **9**: 972-980（コホート）

9) Tan JJY, Tjandra JJ. Laparoscopic surgery for Crohn's disease: a meta-analysis. Dis Colon Rectum 2007; **50**: 576-585（メタ）

10) Fazio VW, Kiran RP, Remzi FH, et al. Ileal pouch anal anastomosis: analysis of outcome and quality of life in 3707 patients. Ann Surg 2013; **257**: 679-685（コホート）

11) Lovegroove RE, Tilaney HS, Herioy AG, et al. A comparison of adverse events and functional outcomes after restrative proctocolectomy for familial adenomatous polyposis and ulcerative colitis. Dis Colon Rectum 2006, **49**: 1293-1306（メタ）

12) Cronish JA, Tan E, Terare J, et al. The effect of restorative proctocolectomy on sexual function, urinary function, fertility, pregnancy and delivery: a systematic review. Dis Colon Rectum 2007; **50**: 1128-1138（メタ）

13) Foulon A, Dupas JL, Sabbagh C, et al. Defining the Most Appropriate Delivery Mode in Women with Inflammatory Bowel Disease: A Systematic Review. Inflamm Bowel Dis 2017; **23**: 712-720（メタ）

14) Resegotti A, Astegiano M, Farina EC, et al. Side-to-side stapled anastomosis strongly reduces anastomotic leak rates in Crohn's disease surgery. Dis Colon Rectum 2005; **48**: 464-468（横断）

15) 東大二郎，二見喜太郎，永川裕二，ほか．Crohn 病における縫合不全の予防と対策．日本大腸肛門病学会雑誌 2009; **62**: 818-822（横断）

16) Watanabe K, Sasaki I, Fukushima K, et al. Long-term incidence and characteristics of intestinal failure in Crohn's disease: a multicenter study. J Gastroeterol 2014; **49**: 231-238（コホート）

17) Harboard M, Eliakim R, Bettenworth D, et al. Third European Evidence-based consensus on Diagnosis and Management of Ulcerative Colitis. Part 2: Current Management. J Crohn Colitis 2017; **11**: 769-784

18) Ikeuchi H, Uchino M, Matsuoka H, et al. Prognosis following emergency surgery for ulcerative colitis in elderly patients. Surg Today 2014; **44**: 39-43（ケースコントロール）

19) Gisbert JP, Chaparro M. Systematic review with meta-analysis: inflammatory bowel disease in the elderly. Aliment Pharmacol Ther 2014; **39**: 459-477（メタ）

IBD 治療における Treat to Target とは？

回答

- 「Treat to Target（目標に向けた治療）」は，主治医と患者が治療目標について話し合いを行い，総合的活動性指標を用いて適切な間隔で治療法を見直し，早期に臨床的寛解あるいは低疾患活動性の達成を目指す概念である．
- STRIDE で提唱された UC および CD に関する治療目標が患者 QOL 向上に寄与するか否かは，前向き観察研究が必要である．

解説

　今までの IBD の治療目標は，患者の症状を改善することにより重点が置かれてきた．しかしながら，多くの臨床研究結果から，内視鏡的・組織学的寛解が長期予後の改善につながることが示唆されてきた[1,2]．この結果に基づいて，近年「Treat to Target（目標に向けた治療：T2T）」という概念が出現した．T2T とはまずリウマチの分野で提唱された治療戦略の概念である．総合的活動性指標を用いて，個々の患者で適切な間隔で治療法を見直し，早期に臨床的寛解あるいは低疾患活動性を達成することを目的としている．さらにいったん達成された治療目標は，その後も維持することが重要であることが強調されている．

　IOIBD で The selecting therapeutic targets in inflammatory bowel disease（STRIDE）というプログラムが取り組まれた．このプログラムの目的は，エビデンスに基づいたコンセンサスを使用し，T2T を実臨床のなかで行っていくうえで有用と考えられる治療目標を検討するものである[3]．STRIDE プログラムの結果：①UC の T2T は直腸出血がない・下痢の改善・排便習慣（回数の減少）の改善および内視鏡的改善（Mayo score 0〜1）を目指すことであり，組織学的寛解は補助的な目標とされた．②CD の T2T は腹痛・下痢の改善・排便習慣（回数の減少）の改善および回腸・大腸内視鏡検査での潰瘍所見の改善あるいは回腸終末部までの下部消化管内視鏡検査で病変が評価できない患者の場合は，横断的画像診断法（CT，MRI，US）で炎症所見の改善を目指すものであり，CRP やカルプロテクチンは補助的な目標とされた．

　その後，UC・CD において粘膜治癒が長期予後に関連するメタアナリシスも報告された[4,5]．さらに，組織学的な評価および組織学的寛解が長期予後に寄与することが示唆されている[6,7]．近年では，内視鏡的に Mayo 0 の患者において，生検組織における杯細胞の減少が臨床的再燃予測になる可能性も示唆されている[8]．

　このように，UC の T2T を進めるうえで内視鏡・組織学的粘膜治癒は注目されており，客観的モニタリングの重要性が示唆されている．一方で，T2T の根本的概念とは，主治医と患者がしっかりと治療目標について話し合いを行い，明確な治療期間を決め，その間に治療方針の変更を行っていくという shared decision making であることを忘れてはいけない．

文献

1) Laharie D, Filippi J, Roblin S, et al. Impact of mucosal healing on long-term outcomes in ulcerative colitis

treated with infliximab: a multicenter experience. Aliment Pharmacol Ther 2013; **37**: 998-1004 (横断)

2) Bryant RV, Winer S, Travis SPL, et al. Systematic review: Histological remission in inflammatory bowel disease. Is 'complete'remission the new treatment paradigm? An IOIBD initiative. J Crohns Colitis 2014; **8**: 1582-1597

3) Peyrin-Biroulet L, Sandoborn W, Sands BE, et al. Selecting therapeutic targets in inflammatory bowel disease (STRIDE): Determining therapeutic goals for Treat-to-target. Am J Gastroenterol 2015; **110**: 1324-1338

4) Shah SC, Colombel JF, Sands BE, et al. Systematic review with meta-analysis: mucosal healing is associated with improved long-term outcomes in Crohn's disease. Aliment Pharmacol Ther 2016; **43**: 317-333 (メタ)

5) Shah S, Colombel JF, Sands BE, et al. Mucosal Healing is associated with improved long-term outcomes of patients with ulcerative colitis: A systematic review and meta-analysis. Clin Gastroenterol Hepatol 2016; **14**: 1245-1255 (メタ)

6) Zenlea T, Yee EU, Rosenberg L, et al. Histology grade is independently associated with relapse risk in patients with ulcerative colitis in clinical remission: A prospective study. Am J Gastroenterol 2016; **111**: 685-690 (コホート)

7) Bryant RV, Burger DC, Delo J, et al. Beyond endoscopic mucosal healing in UC: histological remission better predicts corticosteroid use and hospitalization over 6 years of follow up. Gut 2016; **65**: 408-414

8) Ozaki R, Kobayashi T, Okabayashi S, et al. Histological risk factors to predict clinical relapse in ulcerative colitis with endoscopically normal mucosa. J Crohns Colitis 2018; **12**: 1288-1294 (コホート)

高齢 IBD 患者への対応は？

回答

- 高齢者 IBD の治療は，基本的には一般年齢患者と同様であるが，重症例では診断や手術の遅れが生命予後にかかわることを念頭に置き，手術のタイミングを適切に判断することが重要である
- 免疫抑制療法に抵抗する難治例では，早期に専門医へコンサルトすることが重要である．

解説

　高齢 UC 患者の絶対的な定義は存在しないが，便宜上，「60歳以上」や「65歳以上」と定義されることが多い．

　高齢者 IBD は，重症度，臨床経過などの病態に，若年者と大差はないとする報告が多く，治療は基本的に若年者と同様である[1,2]．しかし，高齢者は臓器予備能が低く，併存疾患を持ち，内服薬が多いため，治療の際は薬剤の副作用や相互作用に注意する[3]．

　高齢者 IBD は，腸結核を含む感染性腸炎，薬剤性腸炎，虚血性腸炎など鑑別すべき疾患が多く，診断が遅れることがある[4]．また，若年者に比べて栄養状態の悪化や，日常生活制限による ADL 低下をきたしやすい．特に静脈血栓症や感染症などの合併は，生命予後にかかわる[2]．

　副腎皮質ステロイド薬や，免疫調節薬の治療中の高齢 IBD 患者では，日和見感染症などの重篤な感染症に注意する．特に，高齢 IBD 患者では高齢の健常者と比較して，帯状疱疹発症リスクが高いことも念頭に置くべきである[3]．

　高齢者への抗 TNFα 抗体製剤の適応は若年者と同等である．しかしながら，抗 TNFα 抗体製剤治療中の高齢 UC 患者では非高齢 UC 患者と比較し，感染，悪性新生物や死亡のリスクが上昇することが報告されている[5]．したがって，投与は危険性と必要性を勘案し慎重に決定すべきである．特に，心機能，悪性新生物について事前のスクリーニングが必要である[3]．

　高齢 UC 患者では非高齢 UC 患者と比し，手術率は変わらないが，入院率は高い．ただし，高齢発症 UC の手術率は，非高齢発症 UC に比し高いことがわかってきている[3]．UC の手術率や入院率は発症後長期間経過すると減少することから，罹病期間の短い高齢発症 UC と罹病期間の長い若年発症し高齢化した UC（高齢化 UC）とは明確に区別する必要がある[3]．また，禁煙による高齢発症の UC 患者が増加傾向にあることも注目すべき点である[6]．

　高齢者 IBD は，手術時期の遅れにより，大出血や中毒性巨大結腸症などの合併症を起こしやすい．また，術後肺炎などによる周術期死亡が高率だったとする報告がある[7]．そのため，免疫抑制治療薬が効果不十分の場合は，早期の手術適応も念頭に置いて専門医にコンサルトすることが推奨される[2]．高齢者 UC の手術術式について，肛門括約筋機能から永久人工肛門を考慮したり，QOL に配慮し回腸直腸吻合術が選択される場合もあるが，回腸嚢肛門（管）吻合術の禁忌ではなく，肛門括約筋機能が保たれていれば若年者と同等に行うべきとされる[2]．

▌文献▐

1) 厚生労働科学研究費補助金難治性疾患等政策研究事業「難治性炎症性腸管障害に関する調査研究」(鈴木班) 平成30年度 潰瘍性大腸炎治療指針 supplement―高齢者潰瘍性大腸炎編―(平成31年3月) http://www.ibdjapan.org/ (2020年9月30日閲覧)

2) Gisbert JP, Chaparro M. Systematic review with meta-analysis: inflammatory bowel disease in the elderly. Aliment Pharmacol Ther 2014; **39**: 459-477 (メタ)

3) Higashiyama M, Sugita A, Koganei K, et al. Management of elderly ulcerative colitis in Japan. J Gastroenterol 2019; **54**: 571-586

4) Fujimoto T, Kato J, Nasu J, et al. Change of clinical characteristics of ulcerative colitis in Japan: analysis of 844 hospital-based patients from 1981 to 2000. Eur J Gastroenterol Hepatol 2007; **19**: 229-235 (ケースコントロール)

5) Cottone M, Kohn A, Daperno M, et al. Advanced age is an independent risk factor for severe infections and mortality in patients given anti-tumor necrosis factor therapy for inflammatory bowel disease. Clin Gastroenterol Hepatol 2011; **9**: 30-35 (ケースコントロール)

6) Takahashi H, Matsui T, Hisabe T, et al. Second peak in the distribution of age at onset of ulcerative colitis in relation to smoking cessation. J Gastroenterol Hepatol 2014; **29**: 1603-1608

7) Ikeuchi H, Uchino M, Matsuoka H, et al. Prognosis following emergency surgery for ulcerative colitis in elderly patients. Surg Today 2014; **44**: 39-43 (ケースコントロール)

妊娠・授乳期の IBD 患者への対応は？

回答

- 妊娠・授乳期の IBD 患者の治療について，個々の症例に応じて有益性と有害性を考慮し，患者と主治医が話し合い，選択する．
- IBD 合併妊娠では，多くは治療による有益性が投薬による有害性を上回るため，原則的に妊娠中も治療を継続する．

解説

　IBD は若年者に好発するため，妊娠・授乳期にどのように治療を行い安全に出産・授乳をさせるかが重要な課題である．主治医は，患者が安全に子どもを持てるよう，産婦人科，小児科医と協力しながら管理にあたる．

　一方，妊娠は一定の確率で合併症（流産，先天形態異常など）が起こるデリケートな問題であることを主治医が理解し，患者に説明する（日本人のベースラインリスク：自然流産 15％，不妊 10％，先天形態異常 3〜5％）[1]．

　寛解期の IBD 女性患者の妊孕性は，健常者と同等である．活動期 CD 例では，不妊率が増加する[2]．女性 UC 患者では，大腸全摘，回腸肛門吻合術後に不妊率が 3 倍の 48％に増加するが[3]，人工授精により妊娠は可能である．サラゾスルファピリジン（SASP）投与を受けている男性患者は妊孕能が低下するが，投薬中断により正常に戻る[4]．活動期 IBD 合併妊娠では，早産，低出生体重のリスクがわずかに増加するが，IBD が寛解を維持していれば，概ね安全に妊娠・出産可能である[2,5〜9]．ただし，肛門病変を有する CD 患者の出産は帝王切開が選択されることが多い．IBD 患者の妊娠については近年海外でデータが集積され，妊娠中の母体および胎児への最大のリスクは IBD の疾患活動性であり，治療による有益性が投薬リスクを上回り，妊娠中も継続すべきとする意見が主流となっている[2,8,9]．日本のデータはまだ少ないが，海外同様の結果が報告されている[7,10,11]．

　医薬品の妊娠中投与による胎児への影響を考える場合，医薬品時期同定が極めて重要であり，最終月経，超音波内視鏡，妊娠反応陽性時期などから慎重に推定し，そのうえで，その時期に応じた説明を行う．ただし，妊娠中，たとえ器官形成期であっても，医薬品を投与しなければ母体のみならず，胎児に悪影響を及ぼすことも少なくない．そのため，胎児への悪影響だけを心配して，医薬品を単純に中止・減量した場合，母児を逆に危険にさらす可能性もある．したがって，医薬品の妊娠中投与による胎児への影響について尋ねられた場合には，胎児への悪影響だけを説明するのではなく，そうした医薬品の有益性・必要性についても十分に説明し理解を得る[1]．

1. 妊婦への投薬

　メトトレキサートは催奇形性のエビデンスがあり，妊娠中の投与を避ける[7]．栄養療法中は，ビタミン A 過剰摂取に注意する[12]（妊娠前 3 ヵ月〜初期 3 ヵ月はレチノール当量上限：

3,000 μgRE，エレンタール®1包：216 μgRE）．SASP には抗葉酸活性があり，神経管閉鎖障害のリスクを伴う．葉酸投与による予防のエビデンスはないが，妊娠前から3ヵ月まで1日4〜5mgの葉酸投与を行うことが望ましい（日本では1錠5mgの葉酸錠（フォリアミン）が処方可能）[1]．

アザチオプリン，シクロスポリン，タクロリムス投与に関連した臨床的に有意な催奇形性・胎児毒性は証明されていない[8,12,13]．2017年の産婦人科診療ガイドラインでは，コルヒチンを含めた上記3剤の妊婦への投与に関して，特定の状況下では妊娠中であってもインフォームドコンセントを得たうえで投与可能と記載されている．この文章の意味は，これら薬剤の投与を受けている女性患者の妊娠が判明したら，投与の必要性を判断し，中止可能と判断されれば中止，継続が望ましいと判断される場合は胎児リスクを説明したうえで投与を継続するということである[1]．ただし，アザチオプリンの服用については，*NUDT15* の遺伝子多型がその代謝に影響を及ぼすことが明らかとなっている．したがって，本邦におけるチオプリン製剤の妊娠中の投与継続に関しては，*NUDT15* 遺伝子多型を踏まえた検討が今後必要になるかもしれない．

インフリキシマブ，アダリムマブなどの抗TNFα抗体製剤は，妊娠中期以降は胎盤を能動的に通過し新生児へ移行する．抗TNFα抗体製剤が妊娠末期まで投与されていた母体より出生した児に生後3ヵ月でのBCGワクチン接種を行ったところ，全身性の感染を呈して死亡したと報告された[14]．当初，妊娠16〜30週以降の抗TNFα抗体製剤の投与を制限すべき，あるいは中止可能と判断されれば中止を検討することが推奨された[15,16]．2015年に発表されたECCOのコンセンサスでは，妊娠24〜26週頃を目処に，インフリキシマブおよびアダリムマブの投与を中止することが提案されている[2]．一方，2016年に発表されたカナダからのコンセンサスステートメントでは，通常，抗TNFα抗体製剤は妊娠期間中，継続投与すべきとしながら，再燃リスクが低く，患者の希望などの強い中止理由がある一部の患者においては，妊娠22〜24週を最終投与とすることを提案している[17]．

臨床現場では，中等度〜重症IBD患者に対して抗TNFα抗体製剤を投与していることから，投与の継続が必要となることが多い．妊娠22週を超えて抗TNFα抗体製剤を使用している場合には，BCG（通常は5〜7ヵ月に施行）やロタウイルスワクチン（通常は2〜4ヵ月に施行）などの生ワクチンは，生後6ヵ月に達する以前の（投与された抗体の消失までの期間）の接種を控えたほうがよいと考えられる[14,18]．

2. 授乳中の投薬

母乳栄養は児の感染症罹病や死亡率を低下させるので，誤った情報から授乳を中止することがないよう配慮する[1]．ほとんどの薬剤は程度の差はあれ母乳中に分泌されるが，5-ASA，SASP，プレドニゾロン，抗TNFα抗体製剤は授乳中に投与しても大きな問題はない[1,12,14,19]．メトロニダゾール，シプロフロキサシン，シクロスポリン，タクロリムス，メトトレキサートは乳汁から児に移行するため，授乳期は可能な限り投与を避ける[1,8,12,19]．

妊娠・授乳における薬剤投与の絶対的安全性のエビデンスはなく，常に新しい情報が追加されるので，主治医は産科主治医と協力し，最新の情報にアクセスする努力をする．厚生省事業としての国立成育医療研究センター「妊娠と薬情報センター」（https://www.ncchd.go.jp/kusuri/）は最新データが更新され，患者自身もアクセスし情報入手が可能で有用である．

■文献■

1) 日本産科婦人科学会，日本産婦人科医会（編・監修）．産婦人科診療ガイドライン―産科編 2017．日本産科婦人科学会事務局，東京，2017（ガイドライン）

2) van der Woude CJ, Ardizzone S, Bengtson MB, et al. The second European evidence-based Consensus on reproduction and pregnancy in inflammatory bowel disease. J Crohns Colitis 2015; **9**: 107-124

3) Waljee A, Waljee J, Morris AM, et al. Threefold increased risk of infertility: a meta-analysis of infertility after ileal pouch anal anastomosis in ulcerative colitis. Gut 2006; **55**: 1575-1580（ケースコントロール）

4) O'Moráin C, Smethurst P, Doré CJ, et al. Reversible male infertility due to sulphasalazine: studies in man and rat. Gut 1984; **25**: 1078（ケースコントロール）

5) Bortoli A, Pedersen N, Duricova D, et al. Pregnancy outcome in inflammatory bowel disease: prospective European case-control ECCO-EpiCom study, 2003-2006. Aliment Pharmacol Ther 2011; **34**: 724-734（ケースコントロール）

6) Stephansson O, Larsson H, Pedersen L, et al. Congenital abnormalities and other birth outcomes in children born to women with ulcerative colitis in Denmark and Sweden. Inflamm Bowel Dis 2011; **17**: 795-801（ケースコントロール）

7) Naganuma M, Kunisaki R, Yoshimura N, et al. Conception and pregnancy outcome in women with inflammatory bowel disease: a multicentre study from Japan. J Crohns Colitis 2011; **5**: 317-323（ケースコントロール）

8) Nielsen OH, Maxwell C, Hendel J. IBD medications during pregnancy and lactation. Nat Rev Gastroenterol Hepatol 2014; **11**: 116-127（メタ）

9) Tavernier N, Fumery M, Peyrin-Biroulet L, et al. Systematic review: fertility in non-surgically treated inflammatory bowel disease. Aliment Pharmacol Ther 2013; **38**: 847-853（メタ）

10) Sato A, Naganuma M, Asakura K, et al. Conception outcomes and opinions about pregnancy for men with inflammatory bowel disease. J Crohns Colitis 2010; **4**: 183-188（ケースコントロール）

11) Ujihara M, Ando T, Ishiguro K, et al. Importance of appropriate pharmaceutical management in pregnant women with ulcerative colitis. BMC Res Notes 2013; **6**: 210（ケースコントロール）

12) Briggs GG, et al. Drugs in Pregnancy and Lactation, 9th Ed, Lippincott Williams & Wilkins, Philadelphia, 2011

13) Akbari M, Shah S, Velayos FS, et al. Systematic review and meta-analysis on the effects of thiopurines on birth outcomes from female and male patients with inflammatory bowel disease. Inflamm Bowel Dis 2013; **19**: 15-22（メタ）

14) Cheent K, Nolan J, Shariq S, et al. Case report: fatal case of disseminated BCG infection in an infant born to a mother taking infliximab for Crohn's disease. J Crohns Colitis 2010; **4**: 603（ケースシリーズ）

15) Gisbert JP, Chaparro M. Safety of anti-TNF agents during pregnancy and breastfeeding in women with inflammatory bowel disease. Am J Gastroenterol 2013; **108**: 1426-1438（メタ）

16) Flint J, Panchal S, Hurrell A, et al. BSR and BHPR guideline on prescribing drugs in pregnancy and breastfeeding-Part I: standard and biologic disease modifying anti-rheumatic drugs and corticosteroids. Rheumatology (Oxford) 2016; **55**: 1693-1697（ガイドライン）

17) Nguyen GC, Seow CH, Maxwell C, et al. Canadian Association of Gastroenterology. The Toronto Consensus Statements for the Management of Inflammatory Bowel Disease in Pregnancy. Gastroenterology 2016; **150**: 734-757

18) 日本小児感染症学会．小児の臓器移植および免疫不全状態における予防接種ガイドライン 2014．協和企画，東京，2014（ガイドライン）

19) Ito S. Drug therapy for breast-feeding women. N Engl J Med 2000; **343**: 118-126（メタ）

BQ 1-24

IBD 患者に認められる腸管外合併症とは？

回答

- IBD に関連する腸管外合併症は，主に皮膚病変と関節炎である．
- IBD に関連する皮膚病変として結節性紅斑と壊疽性膿皮症がよく知られている．特徴として多くの場合は疼痛を伴い，腸管の炎症をコントロールすることで症状がおさまる場合が多い．
- IBD に関連する関節炎として強直性脊椎炎，末梢性関節炎があり，いずれもリウマチ因子は陰性である．

解説

1. 皮膚病変

IBD 患者の約 15％に合併する[1]．IBD に合併する主な皮膚病変としては結節性紅斑，壊疽性膿皮症，Sweet 病などがある[2~4]．加えて，抗 TNFα 抗体製剤投与中に生じる乾癬様皮疹など，IBD 治療薬に伴う合併症としての皮膚病変も近年増加している．多くの場合，問診で痛みを愁訴とすることが多く，発熱および関節症状を伴うこともまれではない[2]．近年では，抗 TNFα 抗体製剤投与に伴う皮膚病変の報告が増加している[5,6]．

抗 TNFα 抗体製剤投与例の約 30％に皮膚病変が合併する．なかでも乾癬様皮疹と皮膚感染症が最も多い（約 10％）．抗 TNFα 抗体製剤投与中に生じる乾癬様皮疹は，同薬剤が乾癬治療に用いられるにもかかわらず類似した皮膚病変を誘発することから，逆説的反応（paradoxical reaction）とも呼ばれる．疾患別では CD での報告が多く，リスク因子としては女性，喫煙（過去の喫煙歴も含む）などが報告されている．発生部位は四肢，体幹，頭皮，手掌などに多いが，時に掌蹠にも認められ，掌蹠膿疱症に類似した皮膚病変を呈する．乾癬様皮疹の多くは外用治療（ステロイド，ビタミン D_3 製剤など）で改善し，早急な抗 TNFα 抗体製剤の中止は不要である．他の抗 TNFα 抗体製剤への変更では皮膚症状が高率に再燃する．抗 TNFα 抗体製剤外の治療としてはウステキヌマブ（抗 IL-12/23 p40 抗体）の有用性が報告されている．抗 TNFα 抗体製剤投与中に生じる皮膚病変の診断には，皮膚科専門医と連携しながら治療にあたることが望ましい．

2. 関節炎

IBD に起こりうる関節には，炎症のない痛みである「関節痛」と炎症を伴う「関節炎」に分けられ，関節痛は IBD の 40〜50％に，関節炎は UC の約 10％，CD の約 15〜20％に発生する[7]．一般的な関節痛と関節炎を区別するためには，診察で関節の腫脹や圧痛の有無を確認することが重要で，X 線検査や MRI などによる判定が必要となる場合もある．

a) 強直性脊椎炎

40 歳以下の患者に多く認められ，仙腸関節に主として炎症が生じ何ヵ月にもわたって朝のこわばりや臀部に放散する痛みが続く[2]．病気の進行とともに脊椎関節の線維性あるいは骨性の結合が生じ，いわゆる bamboo-spine といわれる所見を呈する．IBD に関連した強直性脊椎炎の予

後は腸管病変とは関係がない．血液学的にリウマトイド因子が陰性で，HLA-B27が高頻度に認められる．薬物療法では，メトトレキサートの有効性が報告されている．特にCDに合併した強直性脊椎炎患者に対して，メトトレキサートは投与を考慮すべき免疫抑制薬のひとつである（日本で保険適用はない）．抗TNFα抗体製剤は，IBDに関連した脊柱関節炎や強直性脊椎炎に効果があるとされている．

　b) 末梢関節炎 [2,5]

　末梢関節炎とIBDとの関連はよく報告されており，頻度は10〜20％とされている．関節炎はいわゆるリウマチとはまったく異なり，リウマチ因子は陰性である．

　①Type 1（単関節炎）：5関節以下で下肢に多い，IBDの活動性と関連しており，大関節（膝，足首などの荷重関節や手首）に症状が出現する．多くの場合には自然に軽快する．消炎鎮痛薬の投与は推奨されておらず，サラゾスルファピリジン（SASP）が有効な場合がある．症状が改善しない場合には，経口ステロイド（10〜15mg）の投与を考慮する．

　②Type 2（多発関節炎）：少なくとも5個以上の関節に症状が出現し，IBD自体の疾患活動性とは無関係に生じる多発性関節炎である．Type 1に比べて症状が続く場合が多い，長期にわたる治療を必要とされる．消炎鎮痛薬が投与されることがしばしばであるが，使用中IBDの悪化が認められた場合にはすぐに中止する．関節炎症状が継続する場合，少量（10〜15mg）の経口ステロイドが使用されることもある．ただし，長期投与は避けるべきである．腸炎の悪化とともに，関節炎症状を伴っている場合は，欧米ではメトトレキサートの使用が行われることが多い．

　いずれの関節炎においても抗TNFα抗体製剤が有効であるとの報告がある．

文献

1) Vavricka SR, Brun L, Ballabeni P, et al. Frequency and risk factors for extraintestinal manifestations in the Swiss inflammatory bowel disease cohort. Am J Gastroenterol 2011; **106**: 110-119 （コホート）
2) Orchard TR. Chapter 43, Extraintestinal manifestations; skin, joints and mucotanous manifestations. In: Inflammatory Bowel Disease, Satsangi J, Sutherland LR (eds), Elsevier, Philadelphia, 2003: p.669-697
3) Polcz M, Gu J, Florin T. Pyoderma gangrenosum in inflammatory bowel disease: the experience at Mater Health Services' Adult Hospital 1998-2009. J Crohns Colitis 2011; **5**: 148-151 （コホート）
4) Ali M, Duerksen DR. Ulcerative colitis and Sweet's syndrome: a case report and review of the literature. Can J Gastroenterol 2008; **22**: 296-298 （ケースシリーズ）
5) 厚生労働省科学研究費補助金 難治性疾患等政策研究事業「難治性炎症性腸管障害に関する調査研究」（鈴木班）令和元年度分担研究報告書　潰瘍性大腸炎・クローン病診断基準・治療指針　令和元年度 改訂版（令和2年3月31日），2020　http://www.ibdjapan.org/（2020年9月30日閲覧）
6) Iida T, Hida T, Matsuura M, et al. Current clinical issue of skin lesions in patients with inflammatory bowel disease. Clin J Gastroenterol 2019; **12**: 501-510
7) Orchard TR. Management of arthritis in patients with inflammatory bowel disease. Gastroenterol Hepatol (NY) 2012; 8: 327-329

第2章
診断，その他

便中カルプロテクチンは IBD の鑑別診断に有用か？

回答

●便中カルプロテクチンは IBD などの器質的疾患と過敏性腸症候群などの機能性腸疾患との鑑別に有用である．

解説

　IBD の診断は病歴の聴取と内視鏡検査や組織学的検査が重要である．より簡便な便中バイオマーカーとしてカルプロテクチンは，S100 蛋白ファミリーに属するカルシウム結合蛋白で，炎症の場で好中球やマクロファージから分泌され，腸管腔内へも放出される．発現量が多く便中でも室温で 7 日間安定である [1]．602 例の前向き試験で IBD などの器質的疾患と過敏性腸症候群などの機能性腸疾患との鑑別に，便中カルプロテクチンは感度 89%，特異度 79% で有用であることが示され [2]，IBD 疑い症例を対象とした 13 の試験によるメタアナリシスでも成人においては，スクリーニング検査として感度 93%，特異度 96% と良好な結果だった [3]．しかし，IBD と感染症など他の炎症との鑑別には有用でないとされ [4]，内視鏡も含めた複数のモダリティでの確定診断が必要である [5]．問題点として炎症の検出には有用であるものの，IBD に特異的な検査ではなく，大腸癌や NSAIDs，PPI 使用でも陽性となることがあり注意を要する．また，カットオフ値に関して IBD の診断補助と UC の病態評価で異なること，保険適用のあるキットが複数あるが適応とカットオフ値がそれぞれ異なり，IBD の診断補助に用いることができるのは 2020 年現在で 1 種類しか販売されていないことに注意が必要である．

文献

1) Lewis JD. The utility of biomarkers in the diagnosis and therapy of inflammatory bowel disease. Gastroenterology 2011; **140**: 1817-1826.e2（横断）
2) Tibble JA, Sigthorsson G, Foster R, et al. Use of surrogate markers of inflammation and Rome criteria to distinguish organic from nonorganic intestinal disease. Gastroenterology 2002; **123**: 450-460（コホート）
3) van Rheenen PF, Van de Vijver E, Fidler V. Faecal calprotectin for screening of patients with suspected inflammatory bowel disease: diagnostic meta-analysis. BMJ 2010; **341**: c3369（メタ）
4) Langhorst J, Elsenbruch S, Mueller T, et al. Comparison of 4 neutrophil-derived proteins in feces as indicators of disease activity in ulcerative colitis. Inflamm Bowel Dis 2005; **11**: 1085-1091（横断）
5) Maaser C, Sturm A, Vavricka SR, et al. ECCO-ESGAR Guideline for Diagnostic Assessment in IBD Part 1: Initial diagnosis, monitoring of known IBD, detection of complications. J Crohns Colitis 2019; **13**: 144-164（ガイドライン）

BQ 2-2

便中カルプロテクチン・免疫学的便潜血法は寛解期 UC の疾患活動性の評価に有用か？

回 答

● 便中カルプロテクチン・免疫学的便潜血法は寛解期 UC の疾患活動性の評価に有用である．

解説

　UC の疾患活動性の評価のゴールドスタンダードは，大腸内視鏡検査（colonoscopy：CS）により内視鏡的活動性や粘膜治癒の有無を評価することである．しかしながら，頻回の CS は医療者，患者ともに負担が大きく，代替となるバイオマーカーも適宜，使用すべきである．日常診療で測定しやすいバイオマーカーとして，炎症反応血液検査（CRP，赤沈）があるが，それらは，特に寛解期の UC の内視鏡的活動性との相関はあまり高くない．一方，便中マーカーである，便中カルプロテクチンや免疫学的便潜血検査（fecal immunochemical test：FIT）の有用性が報告されている [1~4]．

　便中カルプロテクチンの内視鏡的活動性の検出能は，感度 0.88（95％CI 0.84～0.92），特異度 0.79（95％CI 0.68～0.87）[4]，粘膜治癒（Mayo 内視鏡サブスコア 0）の検出能は，感度 0.54～0.91，特異度 0.72～0.85 と報告されている．また，FIT の内視鏡的活動性の検出能は，感度 0.63～0.87，特異度 0.60～0.95，粘膜治癒の検出能は，感度 0.63～0.95，特異度 0.62～0.95 であり [1,3,5]，いずれも良好な検出能を有する．

　一方で，便中マーカー検査には，サンプリングエラーも含めた偽陰性，偽陽性の問題もある．また，特に便中カルプロテクチンに関しては，使用するキットや個人でカットオフ値に差があると言われている．よって，日常臨床では，絶対値に左右されることなく便中マーカー値の経時的な変動を観察し，症状がなくても便中マーカーが高値で持続する際は，CS で裏づけをとるといったように，一人ひとりの患者の病態に合わせて総合的に判断することが重要である．

文献

1) Takashima S, Kato J, Hiraoka S, et al. Evaluation of mucosal healing in ulcerative colitis by Fecal calprotectin vs. fecal immunochemical test. Am J Gastroenterol 2015; 110: 873-880（横断）
2) Naganuma M, Kobayashi T, Nasuno M, et al. Significance of Conducting 2 Types of Fecal Tests in Patients with Ulcerative Colitis. Clin Gastroenterol Hepatol 2020; 18: 1102-1111（横断）
3) Dai C, Jiang M, Sun MJ, et al. Fecal immunochemical test for predicting mucosal healing in ulcerative colitis patients: A systematic review and meta-analysis. J Gastroenterol Hepatol 2018; 33: 990-997（メタ）
4) Mosli MH, Zou G, Garg SK, et al. C-Reactive Protein, Fecal Calprotectin, and Stool Lactoferrin for Detection of Endoscopic Activity in Symptomatic Inflammatory Bowel Disease Patients: A Systematic Review and Meta-Analysis. Am J Gastroenterol 2015; 110; 802-819（メタ）
5) Hiraoka S, Kato J, Nakarai A, et al. Consecutive Measurements by Faecal immunochemical test in quiescent ulcerative colitis patients can detect clinical relapse. J Crohns Colitis 2016; 10: 687-694（横断）

小腸カプセル内視鏡検査は CD の小腸病変の活動性評価に有用か？

● 消化管開通性を有する CD の小腸活動性病変，術後再発病変の評価において，小腸カプセル内視鏡検査は CT enterography や MR enterography と同程度に有用であり，行うことを推奨する．

【推奨の強さ：**強**（Delphi 中央値：8），エビデンスレベル：**B**】

解説

CD の小腸活動性病変評価については，他画像診断法との病変指摘能を比較したメタアナリシス[1]がある．それによれば，CD 確診例では小腸カプセル内視鏡（small bowel capsule endoscopy：SBCE）の病変指摘能が注腸 X 線検査より良好であったが，小腸 X 線造影検査，CT enterography（CTE），MR enterography（MRE）とは差がなかったとしている．一方，SBCE と MRE の病変指摘率を比較した横断研究では，MRE に比べて SBCE で病変指摘率が高かったとする報告[2,3]が多く，上部小腸で SBCE の病変指摘率が高かった[3]とするものもあった．ただし，SBCE を含む内視鏡検査と X 線検査や MRE などの横断的画像診断法では，指摘対象とした病変の種類・重症度に関する明確な記載はないものの比較対象とした小腸病変の種類・重症度は異なると推測されるため，解釈には注意を要する．吻合部再発における術後再発診断能に関するメタアナリシスがあり，ileocolonoscopy の所見を基準とした場合の SBCE，MRE，US の診断能はいずれも良好であったことが報告されている[4]．ただし，メタアナリシスに用いられた論文間で術後再発判定基準に相違がみられる．

CD 疑診例における SBCE の診断能は 20～86％とばらつきがある[5]．その理由として，SBCE 所見のみから CD の診断確定は得られないことに加えて，判定基準が報告間で異なることがあげられる．近年，CD 拾い上げに有用と考えられる SBCE 所見が報告されており[6]，一定の基準に基づいた場合の CD 診断における SBCE の有用性を評価する必要性がある．ただし，CTE や小腸 X 線造影検査で所見を認めなかった CD 疑診例に対する SBCE は費用対効果の面からは推奨しないとする論文もある[7]．

SBCE と疾患活動性・バイオマーカーとの関連を検討した報告は少ない．SBCE の内視鏡的活動度（Lewis スコア）と CDAI，CRP の間に正の相関を認めたとする横断研究があるが[8]，内視鏡的活動度の変化量とバイオマーカー（CRP，ESR，便中カルプロテクチン）の変化量は相関しないとするコホート研究もある[9]．

SBCE の腸管滞留リスクは CD 確診例で 5～13％，疑診例でも 4～13％と比較的高いことが報告[5,10]されているが，パテンシーカプセル（PC）を用いた場合の滞留率は低い．よって，CD では PC による消化管開通性評価の実施が推奨されるが，PC による有害事象に留意する必要がある．

■文献■

1) Choi M, Lim S, Choi MG, et al. Effectiveness of Capsule Endoscopy Compared with Other Diagnostic Modalities in Patients with Small Bowel Crohn's Disease: A Meta-Analysis. Gut Liver 2017; **11**: 62-72 (メタ)

2) Gonzalez-Suarez B, Rodriguez S, Ricart E, et al. Comparison of Capsule Endoscopy and Magnetic Resonance Enterography for the Assessment of Small Bowel Lesions in Crohn's Disease. Inflamm Bowel Dis 2018; **24**: 775-780 (横断)

3) Golder SK, Schreyer AG, Endlicher E, et al. Comparison of capsule endoscopy and magnetic resonance (MR) enteroclysis in suspected small bowel disease. Int J Colorectal Dis 2006; **21**: 97-104 (ケースシリーズ)

4) Yung DE, Har-Noy O, Tham YS, et al. Capsule Endoscopy, Magnetic Resonance Enterography, and Small Bowel Ultrasound for Evaluation of Postoperative Recurrence in Crohn's Disease: Systematic Review and Meta-Analysis. Inflamm Bowel Dis 2017; **24**: 93-100 (メタ)

5) Kopylov U, Seidman EG. Role of capsule endoscopy in inflammatory bowel disease. World J Gastroenterol 2014; **20**: 1155-1164

6) Esaki M, Matsumoto T, Ohmiya N, et al. Capsule endoscopy findings for the diagnosis of Crohn's disease: a nationwide case-control study. J Gastroenterol 2019; **54**: 249-260 (ケースコントロール)

7) Levesque BG, Cipriano LE, Chang SL, et al. Cost effectiveness of alternative imaging strategies for the diagnosis small-bowel Crohn's disease. Clin Gastroenterol Hepatol 2010; **8**: 261-267 (ケースコントロール)

8) 森田英次郎, 村野実之, 小嶋融一, ほか. Crohn病におけるカプセル内視鏡の役割. 小腸X線造影とLewis scoreを用いた検討. 胃と腸 2010; **45**: 1689-1695 (横断)

9) Melmed GY, Dubinsky MC, Rubin DT, et al. Utility of video capsule endoscopy for longitudinal monitoring of Crohn's disease activity in the small bowel: a prospective study. Gastrointest Endosc 2018; **88**: 947-955 (コホート)

10) Cullen G, Donnellan F, Doherty GA, et al. Evaluation of the small bowel in inflammatory bowel disease. Expert Rev Gastroenterol Hepatol 2013; **7**: 239-251

CQ 2-2

CD の疾患活動性評価に MRI は有用か？

推奨

● MR enterography / MR enterocolonography は，CD の消化管活動性病変，粘膜治癒および壁外病変の評価，治療効果判定に有用であり，行うことを推奨する．

【推奨の強さ：強（Delphi 中央値：8），エビデンスレベル：B】

解説

　CD の疾患活動性評価の粘膜病変に関するゴールドスタンダードは内視鏡であるが，特に通常内視鏡で評価困難な小腸病変の評価について近年開発されたいくつかのモダリティのなかで，MR enterography（MRE）や MR enterocolonography（MREC）は腸管の前処置を行うことで小腸大腸病変を高い精度で検出することができ，CD の診断，活動性評価，治療効果判定に有用である[1]．1.5 T 以上のスキャナーを使用し，絶食の上，腸管の拡張を目的に小腸評価の場合は 45～60 分前から 1 L 以上の PEG などを経口投与し，各シークエンスで撮像する．前処置を用いたほうが精度が高く，大腸の前処置を追加することで，小腸大腸ともに評価が可能である．腸管の浮腫，3 mm 以上の壁肥厚，増強効果，狭窄，瘻孔などを評価する[2]．メタアナリシスでは CD 炎症性病変の診断能は感度 80％以上，特異度 90％以上，膿瘍や瘻孔などの damage 病変は感度 90％以上，特異度 95％以上と報告されている[3]．

　また，活動性評価においていくつかのスコアが開発されているが，最も validate されているスコアに Magnetic Resonance Index Of Activity（MaRIA）がある[4]．前向き試験において治療前後で内視鏡スコアである Crohn's Disease Endoscopic Index of Severity（CDEIS）とよく相関し，治療により有意に改善し，内視鏡的粘膜治癒を感度 85％，特異度 78％で検出可能であった[5]．また，小腸病変についても小腸内視鏡との比較において改変 MaRIA は Simple Endoscopic Score for Crohn's Disease（SES-CD）とよく相関し，粘膜治癒の評価に関しても感度 87％，特異度 86％と報告されている[6]．しかし，MaRIA は算出が煩雑であり，近年，より簡便にしたスコアがいくつか開発されておりいずれも内視鏡や MaRIA と高い相関を認めている[7,8]．また，予後予測について術後再燃や寛解例の再燃，手術に対して，MRE での活動性の有無が有意に相関すると報告されている[9,10]．

　活動性モニタリングにおいては特に繰り返し検査が必要な場合や，放射性被曝を避けるべきとされる 35 歳以下の若年者では，MRE/MREC や腸管エコーなどを優先することが推奨されている[11]．MRE/MREC は検査へのアクセスや読影医のトレーニングが問題とされており，前処置や撮像シークエンス，読影方法に関してコンセンサスステートメントが出されている[12]．

文献

1) Maaser C, Sturm A, Vavricka SR, et al. ECCO-ESGAR Guideline for Diagnostic Assessment in IBD Part 1: Initial diagnosis, monitoring of known IBD, detection of complications. J Crohns Colitis 2019; **13**: 144-164 （ガイドライン）

2) Sturm A, Maaser C, Calabrese E, et al. ECCO-ESGAR Guideline for Diagnostic Assessment in IBD Part 2: IBD scores and general principles and technical aspects. J Crohns Colitis 2019; **13**: 273-284（ガイドライン）

3) Church PC, Turner D, Feldman BM, et al. Systematic review with meta-analysis: magnetic resonance enterography signs for the detection of inflammation and intestinal damage in Crohn's disease. Aliment Pharmacol Ther 2015; **41**: 153-166（メタ）

4) Rimola J, Ordas I, Rodriguez S, et al. Magnetic resonance imaging for evaluation of Crohn's disease: validation of parameters of severity and quantitative index of activity. Inflamm Bowel Dis 2011; **17**: 1759-1768（横断）

5) ordas I, Rimola J, Rodriguez S, et al. Accuracy of magnetic resonance enterography in assessing response to therapy and mucosal healing in patients with Crohn's disease. Gastroenterology 2014; **146**: 374-382.e1（横断）

6) Takenaka K, Ohtsuka K, Kitazume Y, et al. Correlation of the Endoscopic and Magnetic Resonance Scoring Systems in the Deep Small Intestine in Crohn's Disease. Inflamm Bowel Dis 2015; **21**: 1832-1838（横断）

7) Kitazume Y, Fujioka T, Takenaka K, et al. Crohn Disease: A 5-Point MR Enterocolonography Classification Using Enteroscopic Findings. AJR Am J Roentgenol 2019; **212**: 67-76（横断）

8) Ordás I, Rimola J, Alfaro I, et al. Development and Validation of a Simplified Magnetic Resonance Index of Activity for Crohn's Disease. Gastroenterology 2019; **157**: 432-439.e1（横断）

9) Koilakou S, Sailer J, Peloschek P, et al. Endoscopy and MR enterocysis: equivalent tools in predicting clinical recurrence in patients with Crohn's disease after ileocolic resection.Inflamm Bowel Dis 2010; **16**: 198-203（コホート）

10) Takenaka K, Ohtsuka K, Kitazume Y, et al. Utility of magnetic resonance enterography for small bowel endoscopic healing in patients with Crohn's disease. Am J Gastroenterol 2018; **113**: 283-294（コホート）

11) Lichtenstein GR, Loftus EV, Isaacs KL, et al. ACG Clinical Guideline: Management of Crohn's Disease in Adults. Am J Gastroenterol 2018; **113**: 481-517（ガイドライン）

12) Bruining DH, Zimmermann EM, Loftus EV Jr, et al. Consensus Recommendations for Evaluation, Interpretation, and Utilization of Computed Tomography and Magnetic Resonance Enterography in Patients With Small Bowel Crohn's Disease. Gastroenterology 2018; **154**: 1172-1194（ガイドライン）

IBD 入院患者に対する血栓症予防は必要か？

● IBD 入院患者に対しては，出血リスクの増加を考慮したうえで血栓症予防策の実施を検討することを提案する.

【推奨の強さ：**弱**（Delphi 中央値：7），エビデンスレベル：C 】

解説

　血栓症は下肢深部静脈が好発部位であり，肺塞栓症を生じると致死的になりうる．UC および CD 患者における静脈血栓症のリスクは非 IBD 群の約 2 倍と考えられる[1]．また，炎症寛解時と比較して，病勢増悪時に 4.5 倍，慢性持続時に 2.7 倍の高リスクとなり，増悪例のなかでも入院患者では外来患者に比べて血栓症リスクが 6 倍となるという報告がある[2]．併存疾患やステロイド使用歴も血栓症リスク増加に関与する[3]．静脈血栓症は IBD 患者において入院長期化，医療費増大，死亡率増加（2.1 倍）と関連する[4]．入院自体が血栓症のリスク因子であり，米国胸部医学会では入院患者に対して血栓予防策を講じることを推奨している[5]．IBD 入院患者に対する抗凝固薬を用いた血栓予防治療の安全性が報告されている[6~8]．カナダ消化器病学会では重篤な消化管出血がない IBD 症例，特に中等症から重症例では，低分子ヘパリンや低用量未分画ヘパリンなどの抗凝固薬を用いた血栓予防治療を推奨している．また，重篤な出血を伴う IBD 症例では機械的な予防策，特に間欠的空気圧迫法が推奨されている[9]．しかし，IBD 入院患者における血栓症予防介入が身体的予後，社会的資源にどの程度寄与するかについてはさらなる疫学的検討を要する．また，肥満は血栓症リスク因子であるが[10]，肥満の有病率が異なる欧米のエビデンスが本邦に適用できるかについては結論が得られていない．本邦では，エビデンスレベルとしては限定的であるが，IBD 入院患者では他の消化器疾患の入院患者よりも深部静脈血栓塞栓症の発症頻度が高かったとの報告がある[11,12]．IBD 入院患者に対する血栓症予防については，他のリスク因子（肥満，ステロイド使用，腹部手術など）や血栓予防介入に伴う消化管や他臓器からの出血リスクの増加を考慮したうえで，その適応を判断する必要がある.

文献

1) Yuhara H, Steinmaus C, Corley D, et al. Meta-analysis: the risk of venous thromboembolism in patients with inflammatory bowel disease. Aliment Pharmacol Ther 2013; **37**: 953-962（メタ）

2) Grainge MJ, West J, Card TR. Venous thromboembolism during active disease and remission in inflammatory bowel disease: a cohort study. Lancet 2010; **375**: 657-663（コホート）

3) Ananthakrishnan AN, Cagan A, Gainer VS, et al. Thromboprophylaxis is associated with reduced post-hospitalization venous thromboembolic events in patients with inflammatory bowel diseases. Clin Gastroenterol Hepatol 2014; **12**: 1905-1910（コホート）

4) Nguyen GC, Sam J. Rising prevalence of venous thromboembolism and its impact on mortality among hospitalized inflammatory bowel disease patients. Am J Gastroenterol 2008; **103**: 2272-2280（コホート）

5) Kahn SR, Lim W, Dunn AS. Prevention of VTE in nonsurgical patients: Antithrombotic Therapy and Prevention of Thrombosis, 9th ed: American College of Chest Physicians Evidence-Based Clinical Practice Guidelines. Chest 2012; **141**: e195S-e226S（ガイドライン）

6) Ra G, Thanabalan R, Ratneswaran S, et al. Predictors and safety of venous thromboembolism prophylaxis among hospitalized inflammatory bowel disease patients. J Crohns Colitis 2013; **7**: e479-e485（コホート）

7) Tinsley A, Naymagon S, Enomoto LM, et al. Rates of pharmacologic venous thromboembolism prophylaxis in hospitalized patients with active ulcerative colitis: results from a tertiary care center. J Crohns Colitis 2013; **7**: e635-e640（コホート）

8) Nguyen GC, Murthy SK, Bressler B, et al. Quality of Care and Outcomes Among Hospitalized Inflammatory Bowel Disease Patients: A Multicenter Retrospective Study. Inflamm Bowel Dis 2017; **23**: 695-701（コホート）

9) Nguyen GC, Bernstein CN, Bitton A, et al. Consensus statements on the risk, prevention, and treatment of venous thromboembolism in inflammatory bowel disease: Canadian Association of Gastroenterology. Gastroenterology 2014; **146**: 835-848（ガイドライン）

10) Ageno W, Becattini C, Brighton T, et al. Cardiovascular risk factors and venous thromboembolism: a meta-analysis. Circulation 2008; **117**: 93-102（メタ）

11) Ando K, Fujiya M, Nomura Y, et al. The incidence and risk factors of venous thromboembolism in Japanese inpatients with inflammatory bowel disease: a retrospective cohort study. Intest Res 2018; **16**: 416-425（コホート）

12) ○○○○ M, Nomura Y, et al. The Incidence and Risk Factors of Venous Thromboembolism in ○○flammatory Bowel Disease: A Prospective Multicenter Cohort Study. Digestion 2019; **100**: ○○ト）［検索期間外文献］

大腸カプセル内視鏡は UC の罹患範囲・疾患活動性の評価に有用か？

回 答

●大腸カプセル内視鏡は UC の罹患範囲・疾患活動性の評価に有用であり，大腸内視鏡検査の代替検査として選択肢のひとつである．

解説

　大腸カプセル内視鏡 (colon capsule endoscopy：CCE) は，2006 年にはじめて報告され[1]，2009 年には第 2 世代の CCE-2 が登場し，日本では 2014 年 1 月に通常の大腸内視鏡の挿入困難例 (予想例も含む) に対して保険収載された．第 2 世代の CCE は大腸内視鏡検査 (colonoscopy：CS) と遜色ない病変指摘能を有することから画質が向上しており，大腸癌，大腸ポリープのスクリーニング検査法として期待されている[2]．近年，UC の活動性評価における CCE の臨床的有用性を検討した報告が相次ぎ，主に CS での評価をゴールドスタンダードとした場合の CCE での疾患活動性，罹患範囲の評価能が検討されている．第 1 世代の CCE-1 を用いた検討では，安全性は確認されていたが，UC の炎症評価能に関しては報告者により意見が分かれていた[3~6]．第 2 世代の CCE-2 は，CCE-1 と比較し視野角や解像度の進化し，粘膜の描出能が大きく向上したため，CCE-2 を用いた検討では，CS で判定した炎症評価スコアとの高い相関性が報告されている[7~9]．

　Hosoe ら[7] は，30 例の UC 患者を前向きに組み入れて CCE-2 と CS を同日に行い，それぞれで Matts 内視鏡スコアを算出し両者を比較した結果，高い相関性を見い出している (average $\rho =$ 0.797)．Shi ら[8] も，150 例の UC 患者で同様の評価を行い，各々の Mayo endoscopic subscore (MES)，Ulcerative Colitis Endoscopic Index of Severity (UCEIS) を算出し比較したところ，MES では intraclass correlation coefficient (ICC) 0.69 (95％CI 0.46~0.81，$p<0.001$)，UCEIS では ICC 0.64 (95％CI 0.38~0.78，$p<0.001$) と，ともに強い相関がみられ，CCE-2 での評価は，検者内・検者間一致率も高いという結果を報告している．また，Oliva ら[9] は同様の手法で 30 例の小児 UC 患者を前向きに組み入れ，CCE-2 と CS の各々で疾患活動性 (Matts 改変スコア)，罹患範囲を評価し両者を比較したところ，CCE-2 の疾患活動性，罹患範囲の評価ともに高い感度と特異度を認めたと報告している．

　CCE の有害事象に関しては，腹満感，嘔吐，頭痛などが報告されているが，カプセル滞留の報告は 1 例のみで[8]，治療介入の必要なく軽快している[4,6,8,9]．受容性は CCE のほうが CS よりも優れていたが，前処置薬の服用量が多いことに対する懸念が指摘されている[4,6,8,9]．

　以上より，CCE，特に CCE-2 は大腸の疾患活動性および罹患範囲を CS とほぼ同程度に判定可能なことが明らかとされ，安全性も許容される画像検査である．よって，CCE は CS の代替検査として選択肢のひとつである．しかしながら，CCE 自体が日本で広く普及しているとは言い難く，一部の専門施設での施行に限られている現状にある．また，活動性が高い症例では前処置が再燃や悪化のリスクとなること，UC 関連癌のサーベイランスには不向きである，などの

制限がある．したがって，CCE を UC の罹患範囲・疾患活動性の評価方法として，CS と同じ位置づけで使用するには様々な点で課題が残る．

▍文献▍

1) Eliakim R, Fireman Z, Gralnek IM, et al. Evaluation of the PillCam Colon capsule in the detection of colonic pathology: results of the first multicenter, prospective, comparative study. Endoscopy 2006; **38**: 963-970（コホート）

2) Spada C, Hassan C, Munoz-Navas M, et al. Second-generation colon capsule endoscopy compared with colonoscopy. Gastrointest Endosc 2011; **74**: 581-589（非ランダム）

3) Ye CA, Gao YJ, Ge ZZ, et al. PillCam colon capsule endoscopy versus conventional colonoscopy for the detection of severity and extent of ulcerative colitis. J Dig Dis 2013; **14**: 117-124（非ランダム）

4) San Juan-Acosta M, Caunedo-Álvarez A, Argüelles-Arias F, et al. Colon capsule endoscopy is a safe and useful tool to assess disease parameters in patients with ulcerative colitis. Eur J Gastroenterol Hepatol 2014; **26**: 894-901（非ランダム）

5) Sung J, Ho KY, Chiu HM, et al. The use of Pillcam Colon in assessing mucosal inflammation in ulcerative colitis: a multicenter study. Endoscopy 2012; **44**: 754-758（非ランダム）

6) Meister T, Heinzow HS, Domagk D, et al. Colon capsule endoscopy versus standard colonoscopy in assessing disease activity of ulcerative colitis: a prospective trial. Tech Coloproctol 2013; **17**: 641-646（非ランダム）

7) Hosoe N, Matsuoka K, Naganuma M, et al. Applicability of second-generation colon capsule endoscope to ulcerative colitis: a clinical feasibility study. J Gastroenterol Hepatol 2013; **28**: 1174-1179（非ランダム）

8) Shi HY, Chan FKL, Higashimori A, et al. A prospective study on second-generation colon capsule endoscopy to detect mucosal lesions and disease activity in ulcerative colitis (with video). Gastrointest Endosc 2017; **86**: 1139-1146（非ランダム）

9) Oliva S, Di Nardo G, Hassan C, et al. Second-generation colon capsuleendoscopy vs colonoscopy in pediatric ulcerative colitis: a pilot study. Endoscopy 2014; **46**: 485-492（非ランダム）

第3章
治療

軽症～中等症の活動期 UC の寛解導入に 5-ASA 製剤の経口投与・局所投与は有用か？

回答

● 軽症～中等症の活動期 UC の寛解導入に 5-ASA 製剤の経口投与・局所投与は有用である.

● 軽症～中等症の活動期遠位 UC に対してより強力な効果が必要な場合に経口・注腸 5-ASA 製剤の併用は有用である.

解説

　軽症～中等症の活動期遠位型および広範囲 UC に対する治療の第一選択は，経口 5-ASA 製剤または広義の 5-ASA 製剤に含まれるサラゾスルファピリジン (SASP) である[1]. 5-ASA 製剤の治療効果は用量依存性を認めており，Multi Matrix System™ (MMX) を有する MMX メサラジンを用いた臨床試験の結果や[2]，近年のメタアナリシスの結果から[3]，高用量のほうが低用量より寛解導入効果が有意に優れている．また，5-ASA は経口または注腸療法単独よりも併用するとより効果が高いことが確認されてきた[4~6]．さらに，48 件の RCT（対象患者 8,020 人）に基づいたネットワークメタアナリシスの結果，経口/直腸 5-ASA と高用量 5-ASA（＞3g/日）が寛解導入療法において最も優れていることが示された[3]．したがって，経口のみあるいは局所療法に反応しない症例や活動性高い症例では併用療法が推奨される．

　直腸炎型，直腸 S 状結腸炎型に対する 5-ASA 経口投与の用量反応効果を調べた ASCEND II 試験では，2.4g/日と 4.8g/日との間では有意な改善率の差は認められていない[7]．さらに，活動期遠位 UC に対して MMX メサラジンを 2.4g/日から 4.8g/日に増量しても治療効果は変わらないことが報告されている[8]．このことから，経口 5-ASA 製剤投与（2.4g/日以上）にもかかわらず，遠位 UC 病変に対してより強力な治療が必要な場合には，5-ASA 坐剤・注腸製剤の併用を考慮する．

　なお，SASP は 5-ASA 製剤より安価で経済性には優れるが，副作用の発現頻度は 5-ASA 製剤より高く安全性では劣る．SASP による副作用の主体は 5-ASA と結合したスルファピリジンに由来すると考えられている．主な副作用として，発疹，頭痛，胃部不快感，男性不妊などがあげられる．

　5-ASA 間での臨床効果にはほぼ差はなく患者にとって，長期服用可能な種類の 5-ASA 製剤を選択すべきことを忘れてはならない（BQ 1-12 を参照）.

文献

1) Feagan BG, MacDonald JK. Oral 5-aminosalicylic acid for induction of remission in ulcerative colitis. Cochrane Database Syst Rev 2012; **10**: CD000543（メタ）

2) Ogata H, Yokoyama T, Mizushima S, et al. Comparison of efficacy of once daily multimatrix mesalazine 2.4g/day and 4.8d/day with other 5-aminosalicylic acid preparation in active ulcerative colitis: a randomized, double-blind study. Intest Res 2018; **16**: 255-266（ランダム）

3) Nguyen NH, Mathurin Fumery M, Dulai PS, et al. Comparative efficacy and tolerability of pharmacologi-

cal agents for management of mild to moderate ulcerative colitis: a systematic review and network meta-analyses. Lancet Gastroenterol Hepatol 2018; **3**: 742-753（メタ）

4）Marteau P, Probert CS, Lindgren S, et al. Combined oral and enema treatment with Pentasa (mesalazine) is superior to oral therapy alone in patients with extensive mild/moderate active ulcerative colitis: a randomised, double blind, placebo controlled study. Gut 2005; **54**: 960-965（ランダム）

5）Ford AC, Khan KJ, Achkar JP, et al. Efficacy of oral vs. topical, or combined oral and topical 5-aminosalicylates, in Ulcerative Colitis: systematic review and meta-analysis. Am J Gastroenterol 2012; **107**: 167-176（メタ）

6）Safdi M, DeMicco M, Sninsky C, et al. A double-blind comparison of oral versus rectal mesalamine versus combination therapy in the treatment of distal ulcerative colitis. Am J Gastroenterol 1997; **92**: 1867-1871（ランダム）

7）Hanauer SB, Sandborn WJ, Kornbluth A, et al. Delayed-release oral mesalamine at 4.8 g/day (800 mg tablet) for the treatment of moderately active ulcerative colitis: the ASCEND II trial. Am J Gastroenterol 2005; **100**; 2478-2485（ランダム）

8）D'Haens G, Hommes D, Engels L, et al. Once daily MMX mesalazine for the treatment of mild-to-moderate ulcerative colitis: a phase II, dose-ranging study. Aliment Pharmacol Ther 2006: **24**; 1087-1097（ランダム）

第3章 治療

寛解期 UC に対する 5-ASA 製剤の維持治療は臨床的・内視鏡的寛解の維持に有用か？

回答

● 寛解期 UC に対する 5-ASA 製剤の維持治療は臨床的・内視鏡的寛解の維持に有用である.

解説

　Cochrane のメタアナリシスは，5-ASA 製剤は臨床的または内視鏡的寛解の維持に関してプラセボよりも有意に優れていることを報告した（7 件の研究，1,298 人の患者が対象，RR 0.69，95％CI 0.62〜0.77）[1]．また，5-ASA の投与量が多いほど寛解維持効果が大きくなる傾向も示された．1 日 1 回投与と従来の 5-ASA 投与群で，有効性またはアドヒアランスに関する統計的な有意差は認められていない．広範囲に病変が存在する，または頻回に再燃する UC 患者の場合はより高用量での維持療法が必要となる．また，5-ASA 製剤間での有効性に差は認められていない．加えて，プラセボに比し 5-ASA 製剤の局所投与は，12 ヵ月以上の臨床的寛解（4 つの研究，301 人の患者が対象，RR 2.22，95％CI 1.26〜3.90）および内視鏡的寛解（1 つの研究，25 人の患者が対象，RR 4.88，95％CI 1.31〜18.18）維持に有用であることが報告されている[2]．

文献

1) Wang Y, Parker CE, Fegan BG, et al. Oral 5-aminosalicylic acid for maintenance of remission in ulcerative colitis. Cochrane Database Syst Rev 2016; **5**: CD000544（メタ）
2) Marshall JK, Thabane M, Steinhart AH, et al. Rectal 5-aminosalicylic acid for maintenance of remission in ulcerative colitis. Cochrane Database Syst Rev 2012; **11**: CD004118（メタ）

BQ 3-3

直腸炎型の軽症～中等症の活動期 UC の寛解導入に 5-ASA 坐剤は有用か？

回答

● 直腸炎型の軽症～中等症の活動期 UC の寛解導入に 5-ASA 坐剤は有用である．

解説

　遠位型 UC に対する局所 5-ASA 製剤の有効性は証明されているものの[1]，直腸炎や坐剤に限ったメタアナリシスによるエビデンスは極めて少ない．Watanabe らによるわが国からの報告でプラセボに対するメサラジン坐剤の有効性が示されている[2]．直腸炎型に対してはメサラジン坐剤が第一選択とするガイドラインが多いが[3]，坐薬使用に対する患者のアドヒアランスを考慮する必要がある．

文献

1) Marshall JK, Thabane M, Steinhart AH, et al. Rectal 5-aminosalicylic acid for induction of remission in ulcerative colitis. Cochrane Database Syst Rev 2010; **1**: CD004115
2) Watanabe M, Nishino H, Sameshima Y, et al. Randomised clinical trial: evaluation of the efficacy of mesalazine (mesalamine) suppositories in patients with ulcerative colitis and active rectal inflammation: a placebo-controlled study. Aliment Pharmacol Ther 2013; **38**: 264-273
3) Harbord M, Eliakim R, Bettenworth, et al. Third European Evidence-based Consensus on Diagnosis and Management of Ulcerative Colitis. Part 2: Current Management. J Crohns Colitis 2017; **11**: 769-784

第3章　治療

UC の寛解維持療法において 5-ASA 製剤の適切な維持量は？

推奨

● UC の寛解維持療法における 5-ASA 製剤の維持量は 2g 以上とすることを推奨する. 【推奨の強さ：強（Delphi 中央値：9），エビデンスレベル：**A**】

解説

寛解期における 5-ASA 維持療法は，再燃のリスクと頻度を減らすために提唱されている. 最新の Cochrane のメタアナリシス[1] においても，2g 以上の投与でより有効性が高まる傾向が示されており，また様々な 5-ASA 製剤間で有効性の点において違いはみられなかったことが確認された. 言い換えれば，どのような 5-ASA 製剤を使用したとしても寛解維持のためには最低でも 2g の投与が必要であるといえる.

いくつかの RCT では pH 依存性メサラジン徐放製剤（アサコール），時間依存性メサラジン徐放製剤（ペンタサ）の寛解維持のための用量範囲が検討されている. アサコールに関しては 1.2g/日と 2.4g/日[2]，2.4g/日と 4.8g/日[3] との間では有効性に統計的な有意差がないことが示されているが，年齢が 40 歳以下の患者あるいは全大腸炎型の患者については 4.8g/日の投与は 2.4g/日の投与に比べて有意に寛解率および寛解維持期間の増加が認められたと報告されている[3]. ペンタサに関しては 1.5g/日と 3.0g/日との間で有効性に統計的に有意な差がないことが報告されている[4]. Multi Matrix System™(MMX) を有する MMX メサラジンにおける寛解維持のための用量範囲の検討はまだなされていない.

これまでの報告を総合すると，寛解維持期に 5-ASA の投与量を 2.0g まで減量することに関しては許容できると思われるが，若年者や全大腸炎型の患者の減量に関しては慎重に判断する必要があるかもしれない.

文献

1) Wang Y, Parker CE, Feagan BG, et al. Oral 5-aminosalicylic acid for maintenance of remission in ulcerative colitis. Cochrane Database Syst Rev 2016; **5**: CD000544 （メタ）
2) Paoluzi OA, Iacopini F, Pica R, et al. Comparison of two different daily dosages (2.4 vs. 1.2 g) of oral mesalazine in maintenance of remission in ulcerative colitis patients: 1-year follow-up study. Aliment Pharmacol Ther 2005; **21**: 1111-1119 （ランダム）
3) Pica R, Cassieri C, Cocco A, et al. A randomized trial comparing 4.8 vs. 2.4 g/day of oral mesalazine for maintenance of remission in ulcerative colitis. Dig Liver Dis 2015; **47**: 933-937 （ランダム）
4) Fockens P, Mulder CJ, Tytgat GN, et al. Comparison of the efficacy and safety of 1.5 compared with 3.0 g oral slow-release mesalazine (Pentasa) in the maintenance treatment of ulcerative colitis. Dutch Pentasa Study Group. Eur J Gastroenterol Hepatol 1995; **7**: 1025-1030 （ランダム）

CQ **3-2**

5-ASA 製剤の投与は UC 関連大腸癌のリスク軽減に有用か？

推奨

● 5-ASA 製剤の投与は UC 関連大腸癌のリスク軽減に有用であり，行うことを推奨する.

【推奨の強さ：**強**（Delphi 中央値：8），エビデンスレベル：C】

解説

　UC 関連大腸癌が発生するためのリスクファクターのひとつに罹病期間の長さがあげられており[1]，したがって UC の治療を成功させることが UC 関連大腸癌のリスクの低下につながると考えられている[2].

　これまでに IBD 関連大腸癌に対する 5-ASA の効果を調べるためのいくつかのメタアナリシスが報告されており，それらに対する 5-ASA の保護効果が示されているが[3~5]，その一方で効果がみられないとする報告もある[6].

　最近では Bonovas ら[7] が 31 件の研究の包括的なメタアナリシスを行っており，5-ASA への曝露は，IBD 関連大腸癌の発症リスクの低下は 43% であり有意な関連性があると報告している. そのうちの 21 件の研究は UC に限定的なデータであったが，5-ASA 使用に関連する UC 関連大腸癌のリスクの減少は，50% とさらに強い関連性を示している. また，9 件の研究におけるメサラジンを処方された IBD 関連大腸癌のリスクに関するデータの解析では，メサラジンの曝露は，新生物形成のリスクを 30% に有意に減少させることが明らかにされた. さらに，メサラジンの用量効果があるかどうかを判断するために，1 日あたり 1.2 g を超える用量でメサラジンを投与されている患者の関連性を調査した 4 つの研究の解析では，結腸新生物のリスクを低下させる効果はより著明であったが，1 日あたり 1.2 g 未満の用量での 2 つの報告の解析では有意な効果はみられなかったとしている. また，炎症そのものが UC 患者における大腸癌発生において独立した危険因子であることが報告されていることより[8]，5-ASA による抗炎症効果も UC 関連大腸癌のリスク軽減に関与していると考えられる.

文献

1) Eaden JA, Mayberry JF. Colorectal cancer complicating ulcerative colitis: a review. Am J Gastroenterol 2000; **95**: 2710-2719（ケースシリーズ）

2) Carter MJ, Lobo AJ, Travis SP. Guidelines for the management of inflammatory bowel disease in adults. Gut 2004; **53** (Suppl 5): V1-V16（ガイドライン）

3) Velayos FS, Terdiman JP, Walsh JM. Effect of 5-aminosalicylate use on colorectal cancer and dysplasia risk: a systematic review and meta-analysis of observational studies. Am J Gastroenterol 2005; **100**: 1345-1353（メタ）

4) O'Connor A, Packey CD, Akbari M, et al. Mesalamine, but not sulfasalazine, reduces the risk of colorectal neoplasia in patients with inflammatory bowel disease: an agentspecific systematic review and metaanalysis. Inflamm Bowel Dis 2015; **21**: 2562-2569（メタ）

5) Zhao LN, Li JY, Yu T, et al. 5-aminosalicylates reduce the risk of colorectal neoplasia in patients with ulcerative colitis: an updated meta-analysis. PLoS ONE 2014; **9**: e94208（メタ）

第3章 治療

6) Nguyen GC, Gulamhusein A, Bernstein CN. 5-aminosalicylic acid is not protective against colorectal cancer in inflammatory bowel disease: a meta-analysis of non-referral populations. Am J Gastroenterol 2012; **107**: 1298-1304 (メタ)

7) Bonovas S, Fiorino G, Lytras T, et al. Systematic review with meta-analysis: use of 5-aminosalicylates and risk of colorectal neoplasia in patients with inflammatory bowel disease. Aliment Pharmacol Ther 2017; **45**: 1179-1192 (メタ)

8) Rubin DT, Huo D, Kinnucan JA, et al. Inflammation is an independent risk factor for colonic neoplasia in patients with ulcerative colitis: a case-control study. Clin Gastroenterol Hepatol 2013; **11**: 1601-1608

FRQ **3-1**

生物学的製剤や免疫調節薬で寛解維持が得られている CD に 5-ASA 製剤の併用は有用か？

回答

● 生物学的製剤や免疫調節薬で寛解維持が得られている CD に対して，5-ASA 製剤の併用を寛解維持療法として検討もよいが，有用性は証明されていない．

解説

内科治療による寛解導入後の寛解維持において 5-ASA 製剤は，2010 年や 2016 年のメタアナリシスで，プラセボ群に比して有効性はないと示されている[1]．さらに，ACG Clinical Guideline にて，経口 5-ASA 製剤は，CD の寛解維持に効果的であることが実証されておらず，長期治療には推奨しない[2]，とも示されている．しかし，2011 年の Cochrane レビューでは，9 つの RCT を統合解析した外科治療による寛解導入後の患者に対する 5-ASA 製剤の寛解維持効果は，プラセボ群に比較して再発抑制にやや有意であることが示唆された[3]．このように CD の寛解維持における 5-ASA 製剤の役割に関して単剤では否定的なものが多くなっているが，生物学的製剤や免疫調節薬にて寛解維持できている際の 5-ASA 製剤併用による相加・相乗作用に関しては現段階では不明確である．

文献

1) Akobeng AK, Zhang D, Gordon M, et al. Oral 5-aminosalicylic acid for maintenance of medically-induced remission in Crohn's disease. (Cochrane Review) Cochrane Database of Syst Rev 2016; **7**: CD008870
2) ACG Clinical Guideline: Management of Crohn's Disease in Adults. Am J Gastroenterol 2018; **113**: 481-517
3) Gordon M, Naidoo K, Thomas AG, et al. Oral 5-aminosalicylic acid for maintenance of surgically-induced remission in Crohn's disease. Cochrane Database Syst Rev 2011; **19**: CD008414（メタ）

第3章　治療

活動性 UC に対してより早期に寛解率を向上させるために週 2 回以上の血球成分除去療法（CAP）は有用か？

回答

● 活動性 UC に対してより早期に寛解率を向上させるために週 2 回以上の血球成分除去療法（CAP）は有用である.

解説

　血球成分除去療法（cytapheresis：CAP）は，週 1 回の従来法よりも週 2 回以上施行する集中療法のほうが寛解率を向上させることがメタアナリシスによって示されている（48.5% vs. 58.8%，$p=0.05$）[1]. また，前向き RCT の結果では，従来法に比べ集中療法のほうが寛解導入までの期間が短く（28.1 日 vs. 14.9 日，$p<0.0001$），寛解率も向上する（54.0% vs. 71.2%，$p=0.029$）ことが示されている[2]. 観察研究からも，週 1 回の従来法に比べ，週 2 回以上の集中療法が，寛解導入期間を短縮させ（27.6 vs. 15.4 日，$p<0.001$），寛解率を向上させ（65.1% vs. 74.1%，$p<0.001$），さらに粘膜治癒率も高率である（50.0% vs. 67.0%，$p<0.039$）ことが示されている[3]. ただし，有効性と CAP の総回数との関連性はないとされている[1]. 週 2 回以上の集中療法で，重篤な副作用が増加することはなく，従来法と同様に安全な治療法といえる. なお，UC の重症および難治性の定義を満たす患者は 10 回，劇症患者は 11 回の実施回数が保険で認められている.

　以上から，活動性 UC に対してより早期に寛解率を向上させるために週 2 回以上の CAP は有用かつ安全である.

文献

1) Yoshino T, Nakase H, Minami N, et al. Efficacy and safety of granulocyte and monocyte adsorption apheresis for ulcerative colitis: A meta-analysis. Dig Liver Dis 2014; 46: 219-226（メタ）
2) Sakuraba A, Motoya S, Watanabe K, et al. An open-label prospective randomaized multicenter study shows very rapid remission of ulcerative colitis by intensive granulocyte and monocyte adsorptive apheresis as compared with routine weekly treatment. Am J Gastroenterol 2009; 104: 2990-2995（ランダム）
3) Yokoyama Y, Matsuoka K, Kobayashi T, et al. A large-scale, prospective, observational study of leukocytapheresis for ulcerative colitis: Treatment outcomes of 847 patients in clinical practice. J Crohn Colitis 2014; 8: 981-991（コホート）

BQ 3-5

CD に対して血球成分除去療法（CAP）は有用か？

回答

● 大腸病変を有する活動期 CD に対して，血球成分除去療法（CAP）は有用である．

● 活動期 CD に対する有効性を向上させるために，週 2 回以上の CAP は有用である．

解説

　日本において血球成分除去療法（cytapheresis：CAP）は栄養療法および既存の薬物療法が無効または適用できない，大腸の病変に起因する明らかな臨床症状を有する中等症から重症の活動期 CD に対して使用が認められている．欧米で行われた sham カラムを用いた二重盲検 RCT で顆粒球単球除去療法（granulocyte/monocytapheresis：GMA）に有意な治療効果を認めなかったとする報告がある[1]．一方，日本における多施設前向き研究および海外の前向き観察研究ではある程度の有効性が示されている[2,3]．また，日本で実施された多施設共同非盲検 RCT（$n = 99$）では CD に対する intensive GMA の有効性が検討され，weekly GMA との臨床的寛解率に差を認めなかった（35.2% vs. 35.6%）が，寛解達成までの期間短縮効果はみられたと報告している[4]．

　CAP は重篤な副作用の報告はほとんどなく安全性に優れているが，頭痛，めまい，動悸，顔面発赤，嘔吐，血圧上昇，溶血，血尿，腹痛，胸痛，呼吸困難，悪寒，瘙痒感などの報告がある．

文献

1） Sands BE, Katz S, Wolf DC, et al. A randomised, double-blind, sham-controlled study of granulocyte /monocyte apheresis for moderate to severe Crohn's disease. Gut 2013; **62**: 1288-1294（ランダム）

2） Fukuda Y, Matsui T, Suzuki Y, et al. Adsorptive granulocyte and monocyte apheresis for refractory Crohn's disease: an open multicenter prospective study. J Gastroenterol 2004; **39**: 1158-1164（コホート）

3） Sacco R, Romano A, Mazzoni A, et al. Granulocytapheresis in steroid-dependent and steroid-resistant patients with inflammatory bowel disease: a prospective observational study. J Crohns Colitis 2013; **7**: e692-e697（コホート）

4） Yoshimura N, Yokoyama Y, Matsuoka K, et al. An open-label prospective randomized multicenter study of intensive versus weekly granulocyte and monocyte apheresis in active crohn's disease. BMC Gastroenterol 2015; **15**: 163（ランダム）

第3章　治療

ブデソニド注腸フォームは UC に有用か？

■ 回 答 ■

● 直腸から S 状結腸に病変を有する軽症〜中等症の UC に対して，ブデソニド注腸フォームは有用である．

解説

　ブデソニド注腸フォームは，アンテドラッグ型ステロイドのブデソニドを基剤としてクリーム状の泡沫を用いた製剤である．ブデソニドは，細胞質のグルココルチコイド受容体と親和性が非常に高く，腸管だけでなく肺胞や皮膚など様々な局所病変に作用する．下部消化管では粘膜から吸収直後に約 80〜90% が肝臓のチトクローム p450 で速やかに代謝されるため，全身性曝露は 16% 程度にとどまり，他のステロイドのヒドロコルチゾンやプレドニゾロンと比較して全身への影響が非常に少ないことが特色である．

　海外における RCT で，軽度から中等度の直腸 S 状結腸型 UC において，6 週間の寛解率がブデソニド直腸フォーム 2mg 単独 41.2% に対してプラセボ 24% と有意差が示され[1]，European Crohn's and Colitis Organisation（ECCO）のガイドラインにも記載されている．

　わが国では，Naganuma らが，ブデソニドフォーム 2mg 1 日 2 回と 1 回およびプラセボの RCT を行い，6 週後における粘膜治癒率は 1 日 2 回群が 46.4% と，1 回群の 23.6%，プラセボ群の 5.6% といずれにも有意差を認め[2]，2 回投与の有用性を示した．さらに国内第 III 相試験における RCT では，6 週後における粘膜治癒率がプラセボ群 3.2% に対しブデソニドフォーム 2mg の 1 日 2 回群 32.8%，臨床的寛解率がプラセボ群 16.1% に対しブデソニド群は 40.6% と有意差が示された[3]．

　ブデソニド注腸フォームの腸内で到達する範囲は概ね S 状結腸までであり，直腸および S 状結腸に活動性病変を有する軽症から中等症に対し使用するが，まずは経口ならびに局所の 5-ASA 製剤を優先し，効果が不十分と判断した際にブデソニドを含めたステロイド系局所剤を選択することが望まれる．ただし，全身曝露は少ないとはいえ，ステロイド系薬剤であるので，漫然とした長期使用は副作用を起こす可能性があり，注意が必要である．

文献

1）Sandborn WJ, Bosworth B, Zakko S, et al. Budesonide foam induces remission in patients with mild to moderate ulcerative proctitis and ulcerative proctosigmoiditis. Gastroenterology 2015; **148**: 740-750.e2（ランダム）

2）Naganuma M, Aoyama N, Suzuki Y, et al. Twice-daily Budesonide 2-mg Foam Induces Complete Mucosal Healing in Patients with Distal Ulcerative Colitis. J Crohns Colitis 2016; **10**: 828-836（ランダム）

3）Naganuma M, Aoyama N, Tada T, et al. Complete mucosal healing of distal lesions induced by twice-daily budesonide 2-mg foam promoted clinical remission of mild-to-moderate ulcerative colitis with distal active inflammation: double-blind, randomized study. J Gastroenterol 2018; **53**: 494-506（ランダム）

BQ 3-7

ステロイド（プレドニゾロン，ブデソニド）は CD の寛解導入に有用か？

回答

● 軽症〜中等症の回盲部型（回腸から上行結腸）CD に対してブデソニドは有用である．
● 中等症〜重症 CD に対して，経口ステロイド（プレドニゾロン 40 mg/日程度）投与は有用である．
● 重症 CD に対して，感染を除外し，ステロイド（プレドニゾロン 40〜60 mg/日）経静脈的投与は有用である．
● CD 治療においてステロイドは，穿孔性の合併症（膿瘍および瘻孔）発生に関与するため，その場合には相対的禁忌となる．

解説

　副腎皮質ステロイド単独での寛解導入効果については，欧米で 1960 年代から RCT が行われ，メタアナリシスでもプラセボに対して寛解導入効果が示されている[1,2]．しかし，古い時代の RCT が多く，重症度，病変部位，ステロイドの種類，投与法，割り付けなどに異質性があり，質の高いメタアナリシスとはいえない．

　軽症とは，CDAI（Crohn's Disease Activity Index）が 150〜220 程度で合併症を認めない状態，中等症とは，CDAI が 220〜450 程度で明らかな腸閉塞などの合併症を認めない状態，重症とは CDAI が 450 以上で，腸閉塞や膿瘍などの合併症をきたした状態を想定している．

　軽症〜中等症の CD に対して，古典的な副腎皮質ステロイド（プレドニゾロンなど）に比べ全身副作用を軽減したブデソニド 9 mg 投与はプラセボよりも優れ[3]，軽度活動性の限局性回盲部 CD の第一選択薬である[4]．ただし，その効果は古典的な副腎皮質ステロイドよりやや低く[5]，さらに寛解維持については否定的である[1,5]．

　重症例は原則として入院のうえ，積極的な全身管理が必要である．経口投与後のステロイド剤の吸収は一定ではなく，経静脈投与のほうが薬物動態学的に有利であるため[6]，重症例では経静脈投与（プレドニゾロン換算 40〜60 mg/日[7]）を優先する．ただし，ステロイドは，穿孔性の合併症（膿瘍および瘻孔）発生に関与するため，その場合には相対的禁忌となる．

　CD の寛解導入における古典的な副腎皮質ステロイドの有効性は RCT で示されているが[2,8]，寛解維持効果はないため[2]，ステロイド減量中の症状増悪，中止後短期の再燃，あるいは中止後に再燃を繰り返す例では AZA や 6-MP などの免疫調節薬の併用を考慮する．

文献

1) Ford AC, Bernstein CN, Khan KJ, et al. Glucocorticosteroid therapy in inflammatory bowel disease: systematic review and meta-analysis. Am J Gastroenterol 2011; **106**: 590-599（メタ）
2) Benchimol EI, Seow CH, Steinhart AH, et al. Traditional corticosteroids for induction of remission in Crohn's disease. Cochrane Database Syst Rev 2008; **2**: CD006792（メタ）

3) Rezaie A, Kuenzig ME, Benchimol EI, et al. Budesonide for induction of remission in Crohn's disease. Cochrane Database Syst Rev 2015; **6**: CD000296 (メタ)

4) Gomollón F, Dignass A, Annese V, et al. 3rd European Evidence-based Consensus on the Diagnosis and Management of Crohn's Disease 2016: Part 1: Diagnosis and Medical Management. J Crohns Colitis 2017; **11**: 3-25 (ガイドライン)

5) Benchimol EI, Seow CH, Otley AR, et al. Budesonide for maintenance of remission in Crohn's disease. Cochrane Database Syst Rev 2009;**1** :CD002913 (メタ)

6) Shaffer JA, Williams SE, Turnberg LA, et al. Absorption of prednisolone in patients with Crohn's disease. Gut 1983; **24**: 182-186 (ケースシリーズ)

7) Lichtenstein GR, Loftus EV, Isaacs KL, et al. ACG Clinical Guideline: Management of Crohn's Disease in Adults. Am J Gastroenterol 2018; **113**: 481-517 (ガイドライン)

8) Summers RW, Switz DW, Sessions JT Jr, et al. National Cooperative Crohn's Disease Study: Results of drug treatment. Gastroenterology 1979; **77**: 847-869 (ランダム)

CQ 3-3

NUDT15 遺伝子 R139C 多型はチオプリン製剤による急性重症の白血球減少の予測に有用か？

推 奨

● *NUDT15* 遺伝子 R139C 多型はチオプリン製剤による急性重症の白血球減少および重度の脱毛の予測に有用であり，チオプリン製剤を開始する前に *NUDT15* 遺伝子 R139C 多型を確認することを推奨する．

【推奨の強さ：強 (Delphi 中央値：9)，エビデンスレベル：A 】

解説

2014 年に韓国人 IBD 患者を対象とした解析によって Nucleoside diphosphate-liked moiety X-type motif 15 (*NUDT15*) 遺伝子の 415 番目の塩基の C が T に変わる一塩基多型がチオプリン製剤による急性重症白血球減少と強く相関することが明らかになった[1]．この遺伝子多型によって 139 番目のアミノ酸がアルギニンからシステインに変化する (R139C 多型)．

2016 年には日本人においても *NUDT15* 遺伝子 R139C 多型がチオプリン製剤による早期重症の白血球減少と相関することが報告された[2]．*NUDT15* 遺伝子 R139C 多型をホモ接合体で持つ患者では急性重症の白血球減少は必発である．さらに R139C 遺伝子多型のホモ接合体は高度脱毛も必発である．日本において行われたチオプリンによる治療歴のある 1,291 名を対象とした大規模な多施設共同研究 (MENDEL study) では，*NUDT15* 遺伝子 R139C 多型のホモ接合体を有した 49 名全員で副作用によって早期にチオプリンが中止されていたことが確認された[3]．日本人では *NUDT15* 遺伝子 R139C 多型をホモ接合体 (Cys/Cys) で有する頻度は 1% 程度，ヘテロ接合体 (Arg/Cys) で有する頻度は 20% 程度と報告されている．

NUDT15 は，チオプリンの代謝産物であり薬効成分である 6-チオグアニン三リン酸と 6-チオデオキシグアニン三リン酸を 6-チオグアニン一リン酸と 6-チオデオキシグアニン一リン酸に加水分解する酵素と考えられている．そのため，*NUDT15* 遺伝子 R139C 多型は 6-チオグアニンヌクレオチド濃度には影響しない[4]．

現在，*NUDT15* 遺伝子 R139C 多型検査は保険収載されている．

文献

1) Yang SK, Hong M, Baek J, et al. A common missense variant in NUDT15 confers susceptibility to thiopurine-induced leukopenia. Nat Genet 2014; **46**: 1017-1020 (横断)
2) Kakuta Y, Naito T, Onodera M, et al. NUDT15 R139C causes thiopurine-induced early severe hair loss and leukopenia in Japanese patients with IBD. Pharmacogenomics 2016; **16**: 280-285 (横断)
3) Kakuta Y, Kawai Y, Okamoto D, et al. NUDT15 codon 139 is the best pharmacogenetics marker for predicting thipurine-induced severe adverse events in Japanese patients with inflammatory bowel disease: a multicenter study. J Gastroenterol 2018; **53**: 1065-1078 (横断)
4) Asada A, Nishida A, Shioya M, et al. NUDT15 R139C-related thipurine leukocytopenia is mediated by 6-thioguanine nucleotide-independent mechanism in Japanese patients with inflammatory bowel disease. J Gastroenterol 2016; **51**: 22-29 (横断)

第3章 治療

CD 術後再発予防としてチオプリン製剤は有用か？

● CD の術後再発予防のためにチオプリン製剤を投与することを提案する.
【推奨の強さ：**弱**（Delphi 中央値：7），エビデンスレベル：**B**】

■ 解説 ■

　CD では腸管狭窄，瘻孔，膿瘍形成などに対して外科的手術が考慮される．CD の自然経過として長期的には約 60% の症例で手術を要する[1]．CD において病勢および腸管切除による消化管障害は経時的に進行・累積していくものと考えられる．CD 術後再発予防は極めて重要な臨床的課題といえる.

　チオプリン製剤として本邦ではアザチオプリン（AZA）や 6-メルカプトプリン（6-MP，保険適用外）が CD 治療に用いられる．術後 2 年時点における 6-MP 群の臨床的再発率は 5-ASA 群よりも低い傾向があり，プラセボ群よりも有意に低下していた．さらに小腸造影検査および下部消化管内視鏡検査による評価でも 6-MP 群では 5-ASA 群およびプラセボ群よりも再発率が低い傾向がみられた[2]．また，チオプリン製剤投与群では，非投与群よりも術後 1 年および 2 年の臨床的再発率が低く，術後 1 年の重症内視鏡的再発に対する予防効果も認めた[3]．チオプリン製剤とプラセボまたは 5-ASA との比較では，臨床的再発予防効果について術後 1 年では差を認めず，2 年時点でチオプリン製剤の有意な予防効果が示された．また，術後 1 年でチオプリン製剤の有意な内視鏡的再発予防効果を認めた[4]．一方，術後 1 年で AZA と 5-ASA の臨床的再発予防効果に有意差はなかったとする報告がある[5]．また，6-MP は喫煙者においてのみプラセボよりも優れた臨床的再発予防を示し[6]，チオプリン製剤は喫煙者などのハイリスク CD 患者において再手術率を減少させたとの報告がある[7]．AZA や 6-MP は外科的手術により寛解導入した CD 症例においてプラセボよりも優れた寛解維持効果があると考えられるが，5-ASA に対する優越性は確立していない[8]．CD 術後再発予防における分子標的治療薬との比較や上乗せ効果については今後の検討課題である.

■ 文献 ■

1) Peyrin-Biroulet L, Harmsen WS, Tremaine WJ, et al. Surgery in a population-based cohort of Crohn's disease from Olmsted county, Minnesota (1970-2004). Am J Gastroenterol 2012; **107**: 1693-1701 (コホート)

2) Hanauer SB, Korelitz BI, Rutgeerts P, et al. Postoperative maintenance of Crohn's disease remission with 6-mercaptopurine, mesalamine, or placebo: a 2-year trial. Gastroenterology 2004; **127**: 723-729 (ランダム)

3) Peyrin-Biroulet L, Deltenre P, Ardizzone S, et al. Azathioprine and 6-mercaptopurine for the prevention of postoperative recurrence in Crohn's disease: a meta-analysis. Am J Gastroenterol 2009; **104**: 2089-2096 (メタ)

4) van Loo ES, Dijkstra G, Ploeg RJ, et al. Prevention of postoperative recurrence of Crohn's disease. J Crohns Colitis 2012; **6**: 637-646 (メタ)

5) Reinisch W, Angelberger S, Petritsch W, et al. Azathioprine versus mesalazine for prevention of postoperative clinical recurrence in patients with Crohn's disease with endoscopic recurrence: efficacy and safety results of a randomized, double-blind, double-dummy, multicentre trial. Gut 2010; **59**: 752-759 (ランダム)

6）Mowat C, Arnott I, Cahill A, et al. Mercaptopurine versus placebo to prevent recurrence of Crohn's disease after surgical resection (TOPPIC): a multicentre, double-blind, randomized controlled trial. Lancet Gastroenterol Hepatol 2016; **1**: 273-282（ランダム）

7）Guo J, Chen BL, Chen ZH, et al. Thiopurines prevented surgical recurrence in patients with Crohn's disease after intestinal resection: Strategy based on risk stratification. J Gastroenterol Hepatol 2018; **33**: 608-614（コホート）

8）Gjuladin-Hellon T, Iheozor-Ejiofor Z, Gordon M, et al. Azathioprine and 6-mercaptopurine for maintenance of surgically-induced remission in Crohn's disease. Cochrane Database Syst Rev 2019; **8**: CD010233（メタ）［検索期間外文献］

第3章 治療

IBD 患者において，アジア系人種でもチオプリン製剤によってリンパ腫の発生率は上昇するか？

回答

● IBD の患者におけるチオプリン製剤によるリンパ腫の発生リスクは，ヨーロッパ系人種よりアジア系人種では低い可能性があるが，今後の研究結果の蓄積をみて判断する必要がある．

解説

　フランスで実施された 19,486 名の IBD 患者を平均 35 ヵ月間観察した前向きコホート研究では，リンパ増殖性疾患の発生率はチオプリン製剤を服用している患者で 0.90/1,000 patient-years（95％CI 0.50～1.49）であったのに対して，服用していない患者では 0.26/1,000 patient-years（95％CI 0.10～0.57）であった．調整ハザード比は 5.28（95％CI 2.01～13.9）であり，チオプリン製剤によるリンパ増殖性疾患の発生リスクの上昇を認めた[1]．

　一方でアジア系人種の IBD 患者を対象としたチオプリン製剤によるリンパ腫の発生率を検討した前向きコホート研究はない．韓国の 3 つのセンターの 6,585 名の IBD 患者を対象とした過去起点コホート研究では，全患者のリンパ腫の標準化罹患比が 2.03（95％CI 0.81～4.18）であったのに対して，チオプリン製剤を服用していた患者では 5.93（95％CI 6.16～15.18）であり，チオプリン製剤がリンパ腫のリスクと関連していた可能性が報告された[2]．

　日本で行われた全国規模のアンケート調査では，36,939 名の IBD 患者のうち 28 名で血液悪性腫瘍（悪性リンパ腫 10 名，急性骨髄性白血病 9 名，慢性骨髄性白血病 2 名，骨髄腫 5 名，骨髄異形成症候群 1 名，原発性マクログロブリン血症 1 名）を認めた．血液悪性腫瘍の合併率は，UC 患者ではチオプリン製剤を服用している患者で 0.15％，服用していない患者では 0.13％であった．CD 患者ではチオプリン製剤を服用している患者で 0.39％，服用していない患者では 0.21％であった．チオプリン製剤の服用による血液悪性腫瘍合併のオッズ比は UC で 1.37（95％CI 0.30～6.24），CD で 1.86（95％CI 0.60～5.78）であり，チオプリン製剤による血液悪性腫瘍の合併率の上昇は認めなかった[3]．しかし，この研究はアンケート調査であり発生率を算出することはできない．一方で，日本の診療データベースを用いた研究では，IBD の患者 75,673 名においてチオプリン製剤によるリンパ腫の発生率の上昇は認められなかったと報告された[4]．

文献

1) Beaugerie L, Brousse N, Bouvier AM, et al. Lymphoproliferative disorders in patients receiving thipurines for inflammatory bowel disease: a prospective observational cohort study. Lancet 2009; **374**: 1617-1625 （コホート）
2) Park SK, Ye BD, Lee C, et al. Risk and clinical characteristics of lymphoma in Korean patients with inflammatory bowel diseases a multicenter study. J Clin Gastroenterol 2015; **49**: e11-e16 （コホート）
3) Fukata N, Okazaki K, Omiya M, et al. Hematologic malignancies in the Japanese patients with inflammatory bowel disease. J Gastroneterol 2014; **49**: 1299-1306 （横断）
4) Kobayashi T, Uda A, Udagawa E, et al. Lack of increased risk of lymphoma by thiopurines or biologics in Japanese patients with inflammatory bowel disease: A large-scale administrative database analysis. J Crohn Colitis 2020; **14**: 617-623 （コホート）［検索期間外文献］

FRQ 3-3

CD にタクロリムス治療は有用か？

回答

● タクロリムス治療は CD 患者に有用であるが，さらなる研究結果の蓄積をみて判断する必要がある．

解説

　難治性 CD の患者におけるタクロリムス（TAC）の有効性と有害事象（AE）を報告した RCT は少なく，ケーススタディのみが報告されてきた[1,2]．近年，CD 患者における TAC の治療効果と AE のシステマティックレビューならびにメタアナリシスが実施された[3]．

　現在までのケーススタディ，システマティックレビューおよびメタアナリシスから，TAC 療法は CD 患者に対する有効であり，TAC 療法は活動性 CD 患者のひとつの選択肢とみなされる．ただし，その治療効果を正確に評価する RCT はほとんどなく，さらなる臨床研究が必要と考えられる．

　追記：現在，日本において，タクロリムスの CD に対する保険適用はない．

文献

1) Tamaki H, Nakase H, Matsuura M, et al. The effect of tacrolimus (FK-506) on Japanese patients with refractory Crohn's disease. J Gastroenterol 2008; **43**: 774-779（ケースシリーズ）
2) Fukuda A, Nakase H, Seno H, et al. Refractory enterovesical and duodenocolic fistulas in Crohn's disease successfully managed with tacrolimus. J Gastroenterol 2005; **40**: 433-435（ケースシリーズ）
3) Iida T, Nojima M, Nakase H. Therapeutic efficacy and adverse events of tacrolimus in patients with Crohn's disease: Systematic review and meta-analysis. Dig Dis Sci 2019; **64**: 2945-2954（メタ）〔検索期間外文献〕

第3章　治療

ウステキヌマブは CD 治療に有用か？

回答

● 中等症〜重症 CD に対する寛解導入・維持治療としてウステキヌマブは有用である.

解説

中等症〜重症の CD に対するウステキヌマブの有効性を検討する国際共同プラセボ対照第Ⅲ相試験として，3 つのパートからなる UNITI 試験が行われた[1]．UNITI-1 試験では，抗 TNFα 抗体製剤無効症例に対する症例において，ウステキヌマブ 130 mg もしくは 6 mg/kg 経静脈投与のプラセボに比べ有意に寛解導入率が高いことが示された．また，UNITI-2 試験では，生物学的製剤未使用例および抗 TNFα 抗体製剤に対する効果不十分の既往がない症例に対する，ウステキヌマブ 130 mg もしくは 6 mg/kg 経静脈投与のプラセボに比べ有意に寛解導入率が高いことが示された．UNITI-2 での寛解率は UNITI-1 よりも高く，生物学的製剤未使用例においてより高い効果が得られることが示唆された.

さらに UNITI-1/2 試験で初回投与 8 週後に改善した症例を対象に行った IM-UNITI 試験において，初回投与 52 週後におけるウステキヌマブ 90 mg 8 週毎もしくは 12 週毎皮下注投与のプラセボに比べ有意に寛解維持率が高いことが示された．UNITI 試験は本邦の症例も含まれており，本邦症例を抽出したサブ解析においても，全体解析と同様にプラセボに対するウステキヌマブの寛解導入率および維持率が高いことが確認された[2]．さらに，第Ⅱb 相試験である CERTIFI 試験[3]を含めたメタアナリシスにおいては，臨床的改善および寛解いずれにおいてもプラセボに対するウステキヌマブの優位性が示されるとともに，初回の静脈注射は高用量（6 mg/kg）のほうがより高い治療効果を示すことが明らかとなった[4].

これらの結果を受けて 2016〜2017 年から中等症〜重症 CD に対して全世界的に臨床応用されるようになり，リアルワールドでのデータも蓄積されてきている．抗 TNFα 抗体無効が 95％を占める母集団において，投与 12 ヵ月後の臨床的寛解率が 59.5％であったとの報告[5]や，抗 TNFα 抗体無効が 81％を占める小児症例で，投与後 52 週で 75％の症例がウステキヌマブを継続して使用しているとの報告[6]などがある.

また，これらの既報において，既存薬を大きく上回る安全性上の懸念は報告されていない.

以上の結果より，ウステキヌマブは中等症〜重症 CD に対してプラセボに比して高い寛解導入・維持治療効果を有する薬剤であり，有効な治療薬であると考えられる.

文献

1) Feagan BG, Sandborn WJ, Gasinket C, et al. Ustekinumab as Induction and Maintenance Therapy for Crohn's Disease. N Engl J Med 2016; **375**: 1946-1960 （ランダム）
2) Hibi T, Imai Y, Murata Y, et al. Efficacy and safety of ustekinumab in Japanese patients with moderately to severely active Crohn's disease: a subpopulation analysis of phase 3 induction and maintenance studies. Intest Res 2017; **15**: 475-486 （ランダム）

3) Sandborn WJ, Gasink C, Gao L-L, et al. Ustekinumab induction and maintenance therapy in refractory Crohn's disease. N Engl J Med 2012; **367**: 1519-1528 (ランダム)

4) MacDonald JK, Nguyen TM, Khanna R, et al. Anti-IL-12/23p40 antibodies for induction of remission in Crohn's disease. Cochrane Database Syst Rev 2016; **11**: CD007572 (メタ)

5) Ma C, Fedorak RN, Kaplan GG, et al. Clinical, endoscopic and radiographic outcomes with ustekinumab in medically-refractory Crohn's disease: real world experience from a multicentre cohort. Aliment Pharmacol Ther 2017; **45**: 1232-1243 (コホート)

6) Dayan JR, Dolinger M, Benkovet K, et al. Real World Experience With Ustekinumab in Children and Young Adults at a Tertiary Care Pediatric Inflammatory Bowel Disease Center. J Pediatr Gastroenterol Nutr 2019; **69**: 61-67 (コホート)

第3章 治療

CD の寛解導入治療にウステキヌマブと免疫調節薬の併用はウステキヌマブ単剤より有用か？

回答

● 現状のエビデンスでは，CD の寛解導入治療にウステキヌマブと免疫調節薬の併用はウステキヌマブ単剤より有用とは判断できず，今後の検討課題である．

解説

　CD の寛解導入療法におけるウステキヌマブ単独治療とウステキヌマブと免疫調節薬の併用療法の有効性についての RCT は調査時には存在しない．ウステキヌマブ第Ⅱb 相試験の CERTIFI 試験[1]，第Ⅲ相治験の UNITI-1/2，IM-UNITI 試験[2]において免疫調節薬を併用した患者は含まれており，併用療法によってウステキヌマブの血中トラフ濃度には影響を及ぼさないとの解析はあるものの，その有用性に対するサブ解析は行われていない．観察研究は散見されるもののそれらを用いたメタアナリシスは行われていない．

　CD 初発あるいは再発患者に対してウステキヌマブによる寛解導入療法に関する研究のなかから，免疫調節薬併用に関する解析が行われている 6 つの研究（Sandborn 2012[1]，Feagan 2016[2]，Biemens 2019[3]，Greenup 2017[4]，Khorrami 2016[5]，Wils 2016[6]）を抽出してメタアナリシスを行った．これらの研究では治療効果の異質性は低く，メタアナリシスの結果ウステキヌマブ単独治療に対して免疫調節薬の併用は有意に治療効果が高かった（オッズ比 1.35，95%CI 1.06〜1.71）．しかし，免疫調節薬併用の有無での背景の比較は行われておらず，またウステキヌマブ投与レジメンにも差異が存在するためバイアスリスクは高いと考えられた．メタアナリシスと各試験間の治療効果のばらつき，バイアスリスクを考慮し，エビデンスレベルは「弱」と判断した．

　CD 患者あるいは使用経験の長い乾癬患者においてもウステキヌマブに免疫調節薬を併用することで増加する有害事象については現時点で明確なエビデンスは存在しない[7]．ただし他の生物学的製剤と免疫調節薬を併用した際のリスクと同様に，感染や悪性腫瘍のリスクについて念頭に置く必要があると考えられる．

　以上より，すでに出版されている論文における現状のエビデンスでは，CD の寛解導入治療にウステキヌマブと免疫調節薬の併用はウステキヌマブ単剤より有用とは判断できず，今後エビデンスの蓄積が必要と考えられる．

文献

1）　Sandborn WJ, Gasink C, Gao L-L, et al. Ustekinumab induction and maintenance therapy in refractory Crohn"s disease. N Engl J Med 2012; **367**: 1519-1528（ランダム）
2）　Feagan BG, Sandborn WJ, Gasinket C, et al. Ustekinumab as Induction and Maintenance Therapy for Crohn's Disease. N Engl J Med 2016; **375**: 1946-1960（ランダム）
3）　Biemans VBC, van der Meulen-de Jong AE, van der Woude CJ, et al. Ustekinumab for Crohn's Disease: Results of the ICC Registry, a Nationwide Prospective Observational Cohort Study. J Crohns Colitis 2020; **14**: 33-45（コホート）［検索期間外文献］
4）　Greenup AJ, Rosenfeld G, Bressler B. Ustekinumab use in Crohn's disease: a Canadian tertiary care centre

experience. Scand J Gastroenterol 2017; **52**: 1354-1359（コホート）

5）Khorrami S, Ginard D, Marín-Jiménez I, et al. Ustekinumab for the Treatment of Refractory Crohn's Disease: The Spanish Experience in a Large Multicentre Open-label Cohort. Inflamm Bowel Dis 2016; **22**: 1662-1669（コホート）

6）Wils P, Bouhnik Y, Michetti P, et al. Subcutaneous Ustekinumab Provides Clinical Benefit for Two-Thirds of Patients With Crohn's Disease Refractory to Anti-Tumor Necrosis Factor Agents. Clin Gastroenterol Hepatol 2016; **14**: 242-250.e1-2（コホート）

7）Verstockt B, Deleenheer B, Van Assche G, et al. A safety assessment of biological therapies targeting the IL-23/IL-17 axis in inflammatory bowel diseases. Expert Opin Drug Saf 2017; **16**: 809-821（コホート）

第3章 治療

CD 合併妊産婦にウステキヌマブ投与は安全か？

回答

● CD 合併妊産婦に対するウステキヌマブ投与の安全性は確立していない.

解説

　ウステキヌマブが本邦において CD に対して保険収載されたのは 2017 年であるが，乾癬に対しては 2011 年にすでに保険収載されており，妊産婦への投与経験についても使用経験歴の長い乾癬における報告のほうが多い．しかしながら CD・乾癬いずれにおいても非投与群との比較試験は行われておらず，症例報告のみである．乾癬についてはこれまで妊婦に対して約 50 症例の投与報告が論文化されている．そのほとんどが 1st trimester の間に投与を中止しており，妊娠 37 週まで投与を続けた報告は検索しうる範囲で 1 報のみ[1] である．いずれにおいても，母児ともに健常者を超える重篤な問題が生じたという報告はない．CD についてはまだ約 10 症例の報告で，妊娠 8 週での流産が 1 例[2] ある以外は，検索しうる範囲で母児ともに健常者を超えるような重篤な問題は生じていない．ウステキヌマブはヒト IgG1 骨格を持つ抗体であり，妊娠後期に胎盤へ移行すること，分娩後の母乳に移行することがカニクイザルへの投与試験で示されている[3]．CD における報告のうち 3 例は妊娠後期までウステキヌマブを使用しているが，そのうち 2 例で分娩時の臍帯血ウステキヌマブ濃度が測定され，いずれも臍帯血薬剤濃度は母体の血清濃度よりも高かったものの，いずれも児の状態に問題はなかったと報告されている[4,5]．また，母乳への移行も報告されている[5] が，児の成長過程に大きな問題があったという報告はこれまでにない．

　このように，現在のところ妊娠中のウステキヌマブ投与により母児に重篤な副作用を認めたとの報告はないが，まだ症例は少なく症例報告レベルにとどまっており，出版バイアスも否定できない．また，そのほとんどが 1st trimester までの投与であり，妊娠発覚後に中止している症例が多い．加えて，乾癬より CD のほうが投与量が多いこと，疾患の差異などあり，乾癬の結果をそのまま CD に外挿することはできない．以上の結果より，妊産婦に対するウステキヌマブの安全性は確立しているとはいえず，個々の症例において投与継続の可否を慎重に検討するべきである．

文献

1) Andrulonis R, Korb Ferris L. Treatment of severe psoriasis with ustekinumab during pregnancy. J Drugs Dermatol 2012; **11**: 1240-1241（ケースシリーズ）
2) Venturin C, Nancey S, Danion P, et al. Fetal death in utero and miscarriage in a patient with Crohn's disease under therapy with ustekinumab: case-report and review of the literature. BMC Gastroenterol 2017; **17**: 80（ケースシリーズ）
3) Martin PL, Sachs C, Imai N, et al. Development in the cynomolgus macaque following administration of ustekinumab, a human anti-IL-12/23p40 monoclonal antibody, during pregnancy and lactation. Birth Defects Res B Dev Reprod Toxicol 2010; **89**: 351-363
4) Rowan CR, Cullen G, Mulcahy HE, et al. Ustekinumab Drug Levels in Maternal and Cord Blood in a Woman With Crohn's Disease Treated Until 33 Weeks of Gestation. J Crohns Colitis 2018; **12**: 376-378（ケースシリーズ）
5) Klenske E, Osaba L, Nagore D, et al. Drug Levels in the Maternal Serum, Cord Blood and Breast Milk of a Ustekinumab-Treated Patient with Crohn's Disease. J Crohns Colitis 2019; **13**: 267-269（ケースシリーズ）

FRQ 3-6

CD 術後の再発予防としてウステキヌマブは有用か？

回答

● CD 術後のウステキヌマブ投与の再発予防を検討した報告はない.

解説

　生物学的製剤の CD に対する腸管切除術後の再発予防効果については，ウステキヌマブより先行して臨床応用されている抗 TNFα 抗体においてその有用性が多く報告されている．プラセボに対するインフリキシマブの術後投与が 1 年後の内視鏡的再発を抑制したとの報告[1] を皮切りに，メタアナリシスにおいてアザチオプリンを含む既存治療に比した抗 TNFα 抗体製剤の再発予防効果が示されている[2]．ウステキヌマブは 2016〜2017 年にかけて CD に対する保険適用が世界で開始されたが，まだ期間が短いこともあって，今回の調査時点（2020 年 4 月）でその術後再発予防効果を検討した報告はない．生物学的製剤の種類が増えてきたことで，術後再発予防に適した薬剤の選択についても今後データの集積が行われるものと期待される．

文献

1) Regueiro M, Schraut W, Baidoo L, et al. Infliximab prevents Crohn's disease recurrence after ileal resection. Gastroenterology 2009; **136**: 441-450（ランダム）
2) Zhao Y, Ma T, Chen Y-F, et al. Biologics for the prevention of postoperative Crohn's disease recurrence: A systematic review and meta-analysis. Clin Res Hepatol Gastroenterol 2015; **39**: 637-649（メタ）

第3章 治療

CD の肛門病変にウステキヌマブは有用か？

回答

● CD の肛門病変にウステキヌマブが有用な可能性はあるが，さらなるエビデンスの蓄積が必要である．

解説

ウステキヌマブの肛門病変改善効果について，肛門病変を有する CD 患者に絞った前向きな検討は 2020 年 4 月現在報告されておらず，治験として行われた，活動性 CD に対するプラセボ対照 RCT のサブ解析があるのみである．ウステキヌマブの活動性 CD に対する第 Ⅱb 相の CERTIFI 試験[1] および第 Ⅲ 相の UNITI-1/2，IM-UNITI 試験[2] を合わせて，活動性穿通病変を有する症例に限定したサブ解析をまとめた報告[3] によると，全患者の 40% が肛門病変を含む穿通性病変の既往があり，10.8〜15.5% がウステキヌマブ投与時に活動性の穿通性病変を有していた．この解析では，ウステキヌマブ投与後 8 週で 150 例中 39 例（26%）に穿通性病変の改善がみられ，また 8 週，22 週，44 週のいずれにおいても，プラセボに比して高い穿通性病変に対する改善効果を認めていた．さらに，これらサブ解析のメタアナリシスが報告され，プラセボに対するウステキヌマブの穿通性病変改善に関するリスク比は 1.77（95%CI 0.93〜3.37）であり，有意ではないもののウステキヌマブによる改善効果を示唆している[4]．

その後，リアルワールドでの肛門病変に限った後ろ向き解析が出始めているが，治験での結果にほぼ沿う内容である．オープンラベル試験を解析したスペインの報告では，難治性 CD の一群として活動性肛門病変を有する 18 例のうちウステキヌマブ投与後 12 ヵ月で 11 例（61%）が改善したと報告している[5]．その後，平均観察期間 9.8 ヵ月で 9 例中 6 例（67%）において肛門病変の改善を認めたといったフランスからの報告[6] や，ウステキヌマブ投与後 24 週で 28 例中 10 例（36%）において肛門病変が閉鎖し，4 例（14%）で改善した，との報告がオランダから出ている[7]．

このような結果を踏まえると，ウステキヌマブは肛門病変に対しても有用であることが考えられる．しかし，治験のサブ解析は肛門病変以外も含めた全穿通性病変の解析であることや，どのような肛門病変に有効なのか，バイオナイーブな症例がどの程度含まれているのか，免疫調節薬併用の上乗せ効果があるのかなど不明な点は多く，今後肛門病変に絞った詳細な解析が必要である．

文献

1) Sandborn WJ, Gasink C, Gao L-L, et al. Ustekinumab induction and maintenance therapy in refractory Crohn's disease. N Engl J Med 2012; **367**: 1519-1528（ランダム）
2) Feagan BG, Sandborn WJ, Gasinket C, et al. Ustekinumab as Induction and Maintenance Therapy for Crohn's Disease. N Engl J Med 2016; **375**: 1946-1960（ランダム）
3) Sands BE, Gasink C, Leong RW, et al. Fistula Healing in Pivotal Studies of Ustekinumab in Crohn's Disease. Gastroenterology 2017; **152**: S185（ランダム）

4) Lee MJ, Parker CE, Taylor SR, et al. Efficacy of Medical Therapies for Fistulizing Crohn's Disease: Systematic Review and Meta-analysis. Clin Gastroenterol Hepatol 2018; **16**: 1879-1892（メタ）

5) Khorrami S, Ginard D, Marín-Jiménez I, et al. Ustekinumab for the Treatment of Refractory Crohn's Disease: The Spanish Experience in a Large Multicentre Open-label Cohort. Inflamm Bowel Dis 2016; **22**: 1662-1669（コホート）

6) Wils P, Bouhnik Y, Michetti P, et al. Long-term efficacy and safety of ustekinumab in 122 refractory Crohn's disease patients: a multicentre experience. Aliment Pharmacol Ther 2018; **47**: 588-595（コホート）

7) Biemans VBC, van der Meulen-de Jong AE, van der Woude CJ, et al. Ustekinumab for Crohn's Disease: Results of the ICC Registry, a Nationwide Prospective Observational Cohort Study. J Crohns Colitis 2020; **14**: 33-45（コホート）［検索期間外文献］

第3章 治療

IBD 患者に対して，インフリキシマブ（originator）とバイオシミラーの寛解導入効果・維持効果に差はあるか？

回答

● IBD 患者に対してインフリキシマブ（originator）とバイオシミラーの寛解導入効果・維持効果に差は認められない．

解説

　厚生労働省によるバイオシミラーの定義とは「国内ですでに新有効成分含有医薬品として承認されたバイオテクノロジー応用医薬品（先行バイオ医薬品）と同等/同質の品質，安全性，有効性を有する医薬品として，異なる製造販売業者により開発される医薬品」である[1]．本薬剤は欧米での使用が先行した．2014 年から，わが国においても活動性 IBD に対するバイオシミラー（CT-P13）の使用が可能となった．CT-P13 には 2 つの大規模試験による結果報告がある．

　1 つ目は，インフリキシマブ（originator）から CT-P13 への切り替えを行った際の有効性・安全性の試験である[2]．疾患ごとの非劣性については検出力が不足しているものの，CT-P13 へ切り替え投与後の originator 継続投与に対する寛解維持に関する有効性・安全性については同等であった．2 つ目は，バイオ未投与の活動性 CD 治療における originator に対する CT-P13 の有効性・安全性を検討する臨床試験である[3]．結果，有効性（寛解導入効果を含む），薬物動態，薬力学，安全性の差は両治療群には認められなかった．加えて，CT-P13 およびインフリキシマブの免疫原性についても差がないことも明らかとなった．

　以上の結果から，IBD 治療において，originator から CT-P13 へ切り替え投与の有効性・安全性，ならびに CT-P13 の CD に関する寛解導入効果・維持効果は originator と同様であることが示された．

　医療経済の観点から CT-P13 の使用を考慮していく一方で，バイオシミラーへの切り替えの際に生じる nocebo 効果（患者側のバイオシミラー使用に関する不安や印象が悪いために，本来得られるべき治療効果に影響が生じること）が問題となっている[4]．この点については，医師をはじめとする医療従事者（看護師，薬剤師）がバイオシミラー使用の際に，患者への説明には十分注意を払うべきである．

文献

1) バイオ後続品の品質・安全性・有効性確保のための指針 薬食審査発第 0304007 号（平成 21 年 3 月 4 日）
2) Jorgensen KK, Olsen IC, Goll GL, et al. Switching from originator infliximab to biosimilar CT-P13 compared with maintained treatment with originator infliximab (NOR-SWITCH): a 52-week, randomised, double-blind, non-inferiority trial. Lancet 2017; 389: 2304-2316（ランダム）
3) Ye BD, Pesegova M, Alexeeva O, et al. Efficacy and saftety of biosimilar CT-P13 compared with originator infliximab in patients with active Crohn's disease: an international, randomized, double-blind, phase 3 non-inferiority study. Lancet 2019; 393: 1699-1707（ランダム）
4) Pouillon L, Danese S, Hart A, et al. Consensus report: clinical recommendations for the prevention and management of the nocebo effect in biosimilar-treated IBD patients. Aliment Pharmacol Ther 2019; 49: 1181-1187

抗 TNFα抗体製剤休薬後の再燃に対し，再投与の有効性・安全性は？

推奨

●抗 TNFα抗体製剤休薬後の再燃に対し，同薬剤の再投与の有効性・安全性は概ね良好であり，同薬剤の再投与を行うことを提案する.
【推奨の強さ：**弱**（Delphi 中央値：7），エビデンスレベル：**C**】

解説

　抗 TNFα抗体製剤休薬後の再燃に対して同製剤を再投与した際の有効性は概ね良好であり，80％以上とするものが多い[1~5]. 最も多い症例数（CD 105 例，UC 123 例）を検討している研究では，再燃後の再投与の有効性は84％であり，免疫調節薬を併用していることが非再燃の予測因子のひとつであった[2]. これらは後ろ向きの観察研究であるために，有効性の基準はそれぞれの報告で異なるか，明確でない場合も多く，またその大多数の報告は抗 TNFα抗体製剤のうちインフリキシマブのものであることにも留意する必要がある.

　休薬により抗薬物抗体産生が増加することが懸念されるが，実際には寛解時の休薬では寛解導入を目的とした間欠投与に比べると抗薬物抗体の産生は少なく，概ね安全とされている[1]. しかしながらやはり再投与時の投与時反応ついては，抗薬物抗体の存在がリスクとなることも確認されている[2].

　再燃時に免疫原性の小さい他の抗 TNFα抗体製剤にスイッチした場合の成績に関しては，エビデンスが存在しない.

文献

1) Papamichael K. Withdrawal of anti-tumour necrosis factor α therapy in inflammatory bowel disease. World J Gastroenterol 2015; **21**: 4773-4778
2) Baert F, Drobne D, Gils A, et al. Early trough levels and antibodies to infliximab predict safety and success of reinitiation of infliximab therapy. Clin Gastroenterol Hepatol 2014; **12**: 1474-1481.e2 （コホート）
3) Casanova MJ, Chaparro M, García-Sánchez V, et al. Evolution After Anti-TNF Discontinuation in Patients With Inflammatory Bowel Disease: A Multicenter Long-Term Follow-Up Study: Am J Gastroenterol 2017; **112**: 120-131 （コホート）
4) Molander P, Färrkkilä M, Salminen K, et al. Outcome After Discontinuation of TNFα-blocking Therapy in Patients with Inflammatory Bowel Disease in Deep Remission. Inflamm Bowel Dis 2014; **20**: 1021-1028 （コホート）
5) Fiorino G, Cortes PN, Ellul P, et al. Discontinuation of Infliximab in Patients With Ulcerative Colitis Is Associated With Increased Risk of Relapse: A Multinational Retrospective Cohort Study. Clin Gastroenterol Hepatol 2016; **14**: 1426-1432.e1 （コホート）

第3章　治療

抗 TNFα 抗体製剤使用時に免疫調節薬の併用は有用か？

> ### 推奨
>
> ● CD に対する併用療法は，各々の単独療法より有効であり，実施を推奨する．
> 【推奨の強さ：**強**（Delphi 中央値：8），エビデンスレベル：**A**】
> ● UC に対する併用療法は，各々の単独療法より有効な可能性があり，実施を提案する．
> 【推奨の強さ：**弱**（Delphi 中央値：7），エビデンスレベル：**B**】

解説

　この CQ に関連する既報は，主要な前向き RCT がエビデンスとして存在するが，UC では十分な検討が行われていないほか，長期予後に関する検討が比較的乏しく，個々の症例ごとに併用療法の必要性や継続性を判断する余地が残されている．

　CD に対するインフリキシマブと免疫調節薬の併用療法の検討は薬物動態的検討を含め，多数の既報が存在するが，その骨格をなすのが SONIC study である[1]．生物学的製剤や免疫調節薬の投与歴がない中等症から重症の CD 患者に対して，インフリキシマブ単独療法群，免疫調節薬単独療法群および両者の併用療法の 3 群に割り付けられた本試験は 50 週まで観察され，併用療法群が他の 2 群に比べ寛解導入率や粘膜治癒率が勝っていた．また，日本で行われた DIAMOND study では，同様の対象患者に対するアダリムマブと免疫調節薬の併用療法の有効性が検討されたが，アダリムマブ単独治療群と寛解率に有意な差を認めなかった[2]．しかし，内視鏡的な有効性は併用療法のほうが高い傾向を認めた[3]．

　こうした結果から，欧米のメタアナリシスや主要なガイドラインなどでは，CD 患者に対する抗 TNFα 抗体製剤使用時の免疫調節薬併用が強く推奨されており[4~6]，瘻孔を有する患者でも推奨されている[7]．併用療法による有効性の上乗せ効果は，免疫調節薬併用による抗 TNFα 抗体製剤の免疫原性低下が抗薬物抗体産生を抑制し，抗 TNFα 抗体製剤の濃度が上昇することによるといわれており[4,5]，特に最初の 6 ヵ月間併用療法を継続することが重要とされている[6]．併用免疫調節薬の投与量を最適化することで，抗薬物抗体の産生が抑制され，抗 TNFα 抗体製剤の血中濃度が上昇し，臨床的ないし内視鏡的有効性が増す[3,8]．併用療法により寛解が達成されれば，原則として併用療法による寛解維持が図られることになるが，併用療法の長期的検討は不十分であり，長期併用療法により日和見感染やリンパ腫などのリスクが増すため，特に高齢者では注意を要する[5,6,9]．併用療法の免疫調製薬に関与した有害事象は，併用療法開始後早期に起こることが多く[10]，重篤な有害事象を回避するためには *NUDT15* 遺伝子多型の事前検査が有用である[11]．また，若年から青年男性患者による抗 TNFα 抗体製剤とチオプリン製剤の併用療法は肝脾 T 細胞リンパ腫のリスクが増すとされ[5,12]，欧米ではチオプリン製剤の代わりにメトトレキサートを用いた併用療法が頻用されている（CD に対するメトトレキサートは日本未承認）[13]．逆にいえば，抗 TNFα 抗体製剤単独療法でも血中濃度が保てていれば，併用療法と有効性に差異はない可能性がある[14]．抗 TNFα 抗体製剤単独療法で抗 TNFα 抗体製剤濃度が低下し，二次

無効に陥った場合でも，抗薬物抗体が検出されないあるいは低値であれば，免疫調節薬追加や抗 TNFα 抗体製剤投与強化（倍量投与や期間短縮投与）の単独ないし組み合わせにより抗薬物抗体産生が抑制され，抗 TNFα 抗体製剤濃度が再上昇する結果，再寛解導入にいたる可能性がある[15~17]．その他，SONIC study ではインフリキシマブの投与時反応が，併用療法でインフリキシマブ単独療法群より有意に低値であったが[1]，DIAMOND study ではアダリムマブによる注射部位反応の発生率そのものが低値で，併用療法とアダリムマブ単独療法での差異は示されていない[2]．

　一方，UC では CD ほど併用療法の有効性が示されていない[18]．主要な研究はインフリキシマブと免疫調節薬の併用療法を検討した UC SUCCESS trial のみで[19]，アダリムマブやゴリムマブの検討は不十分である[20~22]．UC SUCCESS trial では，生物学的製剤や免疫調節薬の投与歴がない中等症から重症の UC 患者が，インフリキシマブ単独療法群，免疫調節薬単独療法群および両者の併用療法の 3 群に割り付けられ，16 週まで観察された結果，併用療法群が他の 2 群に比べてステロイドフリー寛解導入率や粘膜治癒率の点で勝っていた[23]．免疫調節薬による併用療法の効果増強の機序は CD と同様であるが，インフリキシマブより免疫原性の低いアダリムマブやゴリムマブでは併用療法の上乗せ効果は示されていない[22,24]．このため，併用療法の有効性はインフリキシマブに限られ[25]，欧米のガイドラインでも CD ほど強く推奨されていない[26,27]．

　なお，抗 TNFα 抗体製剤投与による乾癬様皮疹など逆説的反応は，免疫調節薬併用で有意に低率となることが示されている[28]．併用療法によるリスクもありうるため，個々の患者の年齢や合併症，既往歴などの臨床背景による併用療法のリスクの検討，治療経過による併用療法の必要性などを総合的に判断し，併用療法の可否や施行期間を決定する必要がある[23,29]．

文献

1) Colombel JF, Sandborn WJ, Reinisch W, et al. Infliximab, azathioprine, or combination therapy for Crohn's disease. N Engl J Med 2010; **362**: 1383-1395 （ランダム）

2) Matsumoto T, Motoya S, Watanabe K, et al. Adalimumab Monotherapy and a Combination with Azathioprine for Crohn's Disease: A Prospective, Randomized Trial. J Crohns Colitis 2016; **10**: 1259-1266 （ランダム）

3) Watanabe K, Matsumoto T, Hisamatsu T, et al. Clinical and Pharmacokinetic Factors Associated With Adalimumab-Induced Mucosal Healing in Patients With Crohn's Disease. Clin Gastroenterol Hepatol 2018; **16**: 542-549 （ランダム）

4) Qiu Y, Mao R, Chen BL, et al. Effects of Combination Therapy With Immunomodulators on Trough Levels and Antibodies Against Tumor Necrosis Factor Antagonists in Patients With Inflammatory Bowel Disease: A Meta-analysis. Clin Gastroenterol Hepatol 2017; **15**: 1359-1372 （メタ）

5) Lichtenstein GR, Loftus EV, Isaacs KL, et al. ACG Clinical Guideline: Management of Crohn's Disease in Adults. Am J Gastroenterol 2018; **113**: 481-517 （ガイドライン）

6) Gomollón F, Dignass A, Annese V, et al. 3rd European Evidence-based Consensus on the Diagnosis and Management of Crohn's Disease 2016: Part 1: Diagnosis and Medical Management. J Crohns Colitis 2017; **11**: 3-25 （ガイドライン）

7) Gionchetti P, Dignass A, Danese S, et al. 3rd European Evidence-based Consensus on the Diagnosis and Management of Crohn's Disease 2016: Part 2: Surgical Management and Special Situations. J Crohns Colitis 2017; **11**: 135-149 （ガイドライン）

8) Nakase H, Motoya S, Matsumoto T, et al. Significance of measurement of serum trough level and anti-drug antibody of adalimumab as personalised pharmacokinetics in patients with Crohn's disease: a sub-analysis of the DIAMOND trial. Aliment Pharmacol Ther 2017; **46**: 873-882 （ランダム）

9) Sturm A, Maaser C, Mendall M, et al. European Crohn's and Colitis Organisation Topical Review on IBD in the Elderly. J Crohns Colitis 2017; **11**: 263-273

10) Hisamatsu T, Matsumoto T, Watanabe K, et al. Concerns and Side Effects of Azathioprine During Adalimumab Induction and Maintenance Therapy for Japanese Patients With Crohn's Disease: A Subanalysis of

第3章　治療

a Prospective Randomised Clinical Trial [DIAMOND Study]. J Crohns Colitis 2019; **13**: 1097-1104（ランダム）［検索期間外文献］

11） Kakuta Y, Kinouchi Y, Shimosegawa T. Pharmacogenetics of thiopurines for inflammatory bowel disease in East Asia: prospects for clinical application of NUDT15 genotyping. J Gastroenterol 2018; **53**: 172-180

12） Kotlyar DS, Osterman MT, Diamond RH, et al. A systematic review of factors that contribute to hepatosplenic T-cell lymphoma in patients with inflammatory bowel disease. Clin Gastroenterol Hepatol 2011; **9**: 36-41（メタ）

13） Mack DR, Benchimol EI, Critch J, et al. Canadian Association of Gastroenterology Clinical Practice Guideline for the Medical Management of Pediatric Luminal Crohn's Disease. Gastroenterology 2019; **157**: 320-348（ガイドライン）［検索期間外文献］

14） Colombel JF, Adedokun OJ, Gasink C, et al. Combination Therapy With Infliximab and Azathioprine Improves Infliximab Pharmacokinetic Features and Efficacy: A Post Hoc Analysis. Clin Gastroenterol Hepatol 2019; **17**: 1525-1532（ランダム）［検索期間外文献］

15） Ben-Horin S, Waterman M, Kopylov U, et al. Addition of an immunomodulator to infliximab therapy eliminates antidrug antibodies in serum and restores clinical response of patients with inflammatory bowel disease. Clin Gastroenterol Hepatol 2013; **11**: 444-447（ケースシリーズ）

16） Ungar B, Kopylov U, Engel T, et al. Addition of an immunomodulator can reverse antibody formation and loss of response in patients treated with adalimumab. Aliment Pharmacol Ther 2017; **45**: 276-282（ケースシリーズ）

17） Mitrev N, Vande Casteele N, Seow CH, et al. Review article: consensus statements on therapeutic drug monitoring of anti-tumour necrosis factor therapy in inflammatory bowel diseases. Aliment Pharmacol Ther 2017; **46**: 1037-1053（メタ）

18） Targownik LE, Benchimol EI, Bernstein CN, et al. Upfront Combination Therapy, Compared With Monotherapy, for Patients Not Previously Treated With a Biologic Agent Associates With Reduced Risk of Inflammatory Bowel Disease-related Complications in a Population-based Cohort Study. Clin Gastroenterol Hepatol 2019; **17**: 1788-1798（ケースコントロール）［検索期間外文献］

19） Panaccione R, Ghosh S, Middleton S, et al. Combination therapy with infliximab and azathioprine is superior to monotherapy with either agent in ulcerative colitis. Gastroenterology 2014; **146**: 392-400（ランダム）

20） Colombel JF, Jharap B, Sandborn WJ, et al. Effects of concomitant immunomodulators on the pharmacokinetics, efficacy and safety of adalimumab in patients with Crohn's disease or ulcerative colitis who had failed conventional therapy. Aliment Pharmacol Ther 2017; **45**: 50-62（ランダム）

21） Harbord M, Eliakim R, Bettenworth D, et al. Third European Evidence-based Consensus on Diagnosis and Management of Ulcerative Colitis. Part 2: Current Management. J Crohns Colitis 2017; **11**: 769-784（ガイドライン）

22） Sandborn WJ, Feagan BG, Marano C, et al. Subcutaneous golimumab maintains clinical response in patients with moderate-to-severe ulcerative colitis. Gastroenterology 2014; **146**: 96-109（ランダム）

23） Hanauer SB, Sandborn WJ, Lichtenstein GR. Evolving Considerations for Thiopurine Therapy for Inflammatory Bowel Diseases-A Clinical Practice Update: Commentary. Gastroenterology 2019; **156**: 36-42

24） Holmstrøm RB, Mogensen DV, Brynskov J, et al. Interactions Between Thiopurine Metabolites, Adalimumab, and Antibodies Against Adalimumab in Previously Infliximab-Treated Patients with Inflammatory Bowel Disease. Dig Dis Sci 2018; **63**: 1583-1591（ケースシリーズ）

25） Armuzzi A, Pugliese D, Danese S, et al. Long-term combination therapy with infliximab plus azathioprine predicts sustained steroid-free clinical benefit in steroid-dependent ulcerative colitis. Inflamm Bowel Dis 2014; **20**: 1368-1374（ケースシリーズ）

26） Lamb CA, Kennedy NA, Raine T, et al. British Society of Gastroenterology consensus guidelines on the management of inflammatory bowel disease in adults. Gut 2019; **68** (Suppl 3): s1-s106（ガイドライン）［検索期間外文献］

27） Rubin DT, Ananthakrishnan AN, Siegel CA, et al. ACG Clinical Guideline: Ulcerative Colitis in Adults. Am J Gastroenterol 2019; **114**: 384-413（ガイドライン）

28） Iida T, Hida T, Matsuura M, et al. Current clinical issue of skin lesions in patients with inflammatory bowel disease. Clin J Gastroenterol 2019; **12**: 501-510. ［検索期間外文献］

29） Sturm A, Maaser C, Mendall M, et al. European Crohn's and Colitis Organisation Topical Review on IBD in the Elderly. J Crohns Colitis 2017; **11**: 263-273

CQ 3-7

CD術後の再発予防として抗TNFα抗体製剤は有用か？

推奨

●内視鏡的再発予防には有効であり，術後治療のひとつとして検討することを推奨する． 【推奨の強さ：**強**（Delphi 中央値：8），エビデンスレベル：**B**】

解説

2018年にネットワークメタアナリシスで術後の抗TNFα抗体製剤による内視鏡的再発予防効果が示されている[1]．

今回，2019年5月までのRCT，prospective study，合計8報告[2~9]でメタアナリシスを行ったところ，内視鏡的再発はリスク比 0.36，95％CI 0.25～0.53，$p<0.00001$，$I^2=26\%$と，異質性は少なく，有意に抗TNFα抗体製剤使用により抑制されていた．しかし，臨床的再発はリスク比 0.62，95％CI 0.38～1.02，$p<0.06$，$I^2=25\%$で抑制効果はみられなかった．

ただし，内視鏡的再発，臨床的再発，観察期間，治療薬，併存治療に関して留意が必要である．内視鏡的再発には 7/8 の報告が Rutgeert's score≧2 としていたが1報告のみ[9]，Rutgeert's score≧3 であった．臨床的再発は 5/8 の報告が CDAI>150 であったが，CDAI>200[8]，Hanauer score>2[2]，HBI>8[5] を用いていた報告もあった．

観察期間は 4/8 の報告が術後12ヵ月であったが，24ヵ月[2,9]，6ヵ月[7]，19ヵ月[8] での報告も含まれている．

治療介入は 6/8 の報告がインフリキシマブ 5mg/kg であるが，2報告ではアダリムマブ 40mg/2週であった[6,7]．また，インフリキシマブを使用している2つの報告でメトトレキサートまたは 6-メルカプトプリンが併用されていた[2,8]．さらに，対照群の治療法は，4/8 の報告がプラセボまたは治療なしであったが，残りの4報告ではサラジン，プレドニン，アザチオプリン，6-メルカプトプリンが使用されていた[2,5,7,10]．

術後症例は，肉眼的に根治切除であった症例に限定されており，術後1～6週（多くは4週以内）に抗TNFα抗体製剤投与が開始されている．

以上より併用治療，対照群の治療，アウトカム評価に若干の違いがあるが，抗TNFα抗体製剤は術後1～2年の内視鏡的再発を有意に抑えていた．さらなる長期的な抑制効果はエビデンスがなく不明である．

今後はコストベネフィット，手術回避率など他のアウトカムについても検討が必要である．

文献

1) Bakouny Z, Yared F, Rassy E-El, et al. Comparative Efficacy of Anti-TNF Therapies For The Prevention of Postoperative Recurrence of Crohn's Disease: A Systematic Review and Network Meta-Analysis of Prospective Trials. J Clin Gastroenterol 2019; **53**: 409-417（メタ）
2) Sorrentino D, Terrosu G, Avellini C, et al. Infliximab With Low-Dose Methotrexate for Prevention of Post-surgical Recurrence of Ileocolonic Crohn Disease. Arch Intern Med 2007; **167**: 1804-1807（非ランダム）

3) Regueiro M, Schraut W, Baidoo L, et al. Infliximab prevents Crohn's disease recurrence after ileal resection. Gastroenterology 2009; **136**: 441-450.e1; quiz 716（ランダム）

4) Yoshida K, Fukunaga K, Ikeuchi H, et al. Scheduled Infliximab Monotherapy to Prevent Recurrence of Crohn's Disease Following Ileocolic or Ileal Resection: A 3-year Prospective Randomized Open Trial. Inflamm Bowel Dis 2012; **18**: 1617-1623（ランダム）

5) Armuzzi A, Felice C, Papa A, et al. Prevention of Postoperative Recurrence With Azathioprine or Infliximab in Patients With Crohn's Disease: An Open-Label Pilot Study. J Crohns Colitis 2013; **7**: e623-e629（ランダム）

6) Savarino E, Bodini G, Dulbecco P, et al. Adalimumab Is More Effective Than Azathioprine and Mesalamine at Preventing Postoperative Recurrence of Crohn's Disease: A Randomized Controlled Trial. Am J Gastroenterol 2013; **108**: 1731-1742（ランダム）

7) Cruz PD, Kamm MA, Hamilton AL, et al. Efficacy of Thiopurines and Adalimumab in Preventing Crohn's Disease Recurrence in High-Risk Patients - A POCER Study Analysis. Aliment Pharmacol Ther 2015; **42**: 867-879（ランダム）

8) Regueiro M, Feagan BG, Zou B, et al. Infliximab Reduces Endoscopic, but Not Clinical, Recurrence of Crohn's Disease After Ileocolonic Resection. Gastroenterology 2016; **150**: 1568-1578（ランダム）

9) Fukushima K, Sugita A, Futami K, et al. Postoperative Therapy With Infliximab for Crohn's Disease: A 2-year Prospective Randomized Multicenter Study in Japan. Surg Today 2018; **48**: 584-590（ランダム）

10) Tursi A, Elisei W, Picchio M, et al. Comparison of the Effectiveness of Infliximab and Adalimumab in Preventing Postoperative Recurrence in Patients With Crohn's Disease: An Open-Label, Pilot Study. Tech Coloproctol 2014; **18**: 1041-1046（ランダム）

CQ 3-8　　　　　　　　　　　　　　　

抗TNFα抗体製剤と免疫調節薬の長期併用は安全か？

推奨

● 抗TNFα抗体製剤と免疫調節薬の長期併用は，患者背景や治療経過，および日本と欧米におけるリスクの差異も考慮し，有用性と安全性の面から判断することを推奨する．

【推奨の強さ：**強**（Delphi 中央値：8），エビデンスレベル：**B**】

解説

このCQに関連する既報の結論は，対象患者，観察期間，study design などによって様々だが，近年のシステマチックレビューやガイドラインなどでは，概ね推奨文の趣旨の記述が主流となっている．

欧米における抗TNFα抗体製剤と免疫調節薬の併用療法群と抗TNFα抗体製剤単独治療群の比較では，併用療法群で帯状発疹など日和見感染のリスクが増すとの報告が複数存在する[1~7]．リンパ腫（非ホジキン）と皮膚癌（非メラノーマ）についても，免疫調節薬単独治療群や抗TNFα抗体製剤単独治療群に比べ，併用療法群でリスクが増すとの報告が多い[4~11]．

日本ではこれら薬剤とリンパ腫と皮膚癌について，全国的なアンケート[12]および診療報酬記録による調査研究[13]が行われ，リンパ腫については薬剤使用による発生率の増加は認められなかった．皮膚癌については，免疫調節薬使用患者において3.39~4.03倍のリスク増加が確認されたが，実際の罹患率は10万人あたり年2.94~4.94人と，1,000人以上の欧米に比べ非常に低率であった．これら薬剤のリンパ腫と皮膚癌発生に対する影響については，欧米との間に差異が存在することを熟知しておく必要がある．

また，どの程度の期間併用すればリスクが増すかについて明確な回答を示した既報はなく[14]，併用療法では日和見感染のリスクは増さないとする米国のガイドラインも存在する[15]．長期併用療法によるこうしたリスクの増加は決定的に大きなものではなく，併用療法による抗TNFα抗体製剤に対する抗薬物抗体産生抑制などの治療効果もあるため，患者個々の年齢や合併症，既往歴など臨床背景のよる併用療法のリスクの検討，治療経過による併用療法の必要性などを総合的に判断し，長期併用療法の可否を決定する必要がある[3,7,14~16]．特に長期経過などの高齢患者では，日和見感染やリンパ腫のリスクが増大するため，注意が必要である[16,17]．

一方，欧米では若年から青年男性患者に対する長期の併用療法や免疫調節薬単独治療（文献では35歳未満の患者に2年以上）と，致死率の高い肝脾T細胞リンパ腫のリスク増加が注目され[14,18]，肝脾T細胞リンパ腫は非常にまれながら，こうしたハイリスクの患者に対し，アザチオプリンや6-MPでなく，メトトレキサートを用いた抗TNFα抗体製剤との併用療法が多用されている（CDに対するメトトレキサートは日本未承認）[19]が，日本では同様のリスクは確認されていない[13]．そして欧米では，アザチオプリンや6-MPの投与とEBウイルスに関する最近のコホート研究[20]で，EBウイルス既感染者におけるリンパ腫発生リスクの増加傾向に加え，少数の未感染者ではその後に初感染した場合，血球貪食症候群やリンパ腫など，重篤な合併症リスクの増

加を認めるため，投与前の血清抗体検査施行と未感染者に対する使用回避が推奨されている．その他，女性患者に対するアザチオプリンや 6-MP の長期投与では，子宮頸癌スクリーニングも推奨されている [7, 14]．

　長期併用療法によるリスクを考慮して，免疫調節薬を休薬する場合について，日本で施行された前向き RCT（DIAMOND2 試験）では，免疫調節薬休薬群と併用療法継続群の 52 週での寛解率に差はなかった [21]．しかし，2 試験をまとめた Cochrane レビューでは，併用療法から免疫調節薬を休薬した場合，48％が再燃したとしている [22]．このため，European Crohn's and Colitis Organisation の Topical Review では，併用療法を少なくとも 1 年間継続し，臨床的寛解および内視鏡的寛解を達成したあとに，抗 TNFα 抗体製剤の血中濃度を確認することを推奨している [23]．抗 TNFα 抗体製剤血中濃度が低値の場合，免疫調節薬を休薬すると再燃のリスクが高いからである．上述のごとく，長期併用療法のリスクは絶対的なものではなく，免疫調節薬休薬により再燃した場合に治療が難渋すると思われる患者には，併用療法の長期継続も選択肢となる [23]．なお，併用療法中に免疫調節薬を減量した場合の，リスク軽減の意義や再燃を含む長期経過については，今後の課題である．

▊ 文献 ▊

1) Osterman MT, Haynes K, Delzell E, et al. Effectiveness and Safety of Immunomodulators With Anti-Tumor Necrosis Factor Therapy in Crohn's Disease. Clin Gastroenterol Hepatol 2015; **13**: 1293-1301（ケースコントロール）

2) Kirchgesner J, Lemaitre M, Carrat F, et al. Risk of Serious and Opportunistic Infections Associated With Treatment of Inflammatory Bowel Diseases. Gastroenterology 2018; **155**: 337-346（コホート）

3) Chalhoub JM, Rimmani HH, Gumaste VV, et al. Systematic Review and Meta-analysis: Adalimumab Monotherapy Versus Combination Therapy with Immunomodulators for Induction and Maintenance of Remission and Response in Patients with Crohn's Disease. Inflamm Bowel Dis 2017; **23**: 1316-1327（メタ）

4) D'Haens G, Reinisch W, Colombel JF, et al. Five-year Safety Data From ENCORE, a European Observational Safety Registry for Adults With Crohn's Disease Treated With Infliximab [Remicade®] or Conventional Therapy. J Crohns Colitis 2017; **11**: 680-689（コホート））

5) Colombel JF, Sandborn WJ, Reinisch W, et al. Long-term safety of adalimumab in clinical trials in adult patients with Crohn's disease or ulcerative colitis. Aliment Pharmacol Ther 2018; **47**: 219-228（メタ）

6) D Haens G, Reinisch W, Panaccione R, et al. Lymphoma Risk and Overall Safety Profile of Adalimumab in Patients With Crohn's Disease With up to 6 Years of Follow-Up in the Pyramid Registry. Am J Gastroenterol 2018; **113**: 872-882（コホート）

7) Gomollón F, Dignass A, Annese V, et al. 3rd European Evidence-based Consensus on the Diagnosis and Management of Crohn's Disease 2016: Part 1: Diagnosis and Medical Management. J Crohns Colitis 2017; **11**: 3-25（ガイドライン）

8) Lemaitre M, Kirchgesner J, Rudnichi A, et al. Association Between Use of Thiopurines or Tumor Necrosis Factor Antagonists Alone or in Combination and Risk of Lymphoma in Patients With Inflammatory Bowel Disease. JAMA 2017; **318**: 1679-1686（コホート）

9) Lichtenstein GR, Rutgeerts P, Sandborn WJ, et al. A pooled analysis of infections, malignancy, and mortality in infliximab- and immunomodulator-treated adult patients with inflammatory bowel disease. Am J Gastroenterol 2012; **107**: 1051-1063（メタ）

10) Beaugerie L, Brousse N, Bouvier AM, et al. Lymphoproliferative disorders in patients receiving thiopurines for inflammatory bowel disease: a prospective observational cohort study. Lancet 2009; **374** (9701): 1617-1625（コホート）

11) Herrinton LJ, Liu L, Weng X, et al. Role of thiopurine and anti-TNF therapy in lymphoma in inflammatory bowel disease. Am J Gastroenterol 2011; **106**: 2146-2153（コホート）

12) Fukata N, Okazaki K, Omiya M, et al. Hematologic malignancies in the Japanese patients with inflammatory bowel disease. J Gastroenterol 2014; **49**: 1299-1306（コホート）

13) Kobayashi T, Uda A, Udagawa E, et al. Lack of Increased Risk of Lymphoma by Thiopurines or Biologics in Japanese Patients with Inflammatory Bowel Disease: A Large-Scale Administrative Database Analysis. J Crohns Colitis 2020; **14**: 617-623（コホート）［検索期間外文献］

14) Hanauer SB, Sandborn WJ, Lichtenstein GR. Evolving Considerations for Thiopurine Therapy for Inflammatory Bowel Diseases-A Clinical Practice Update: Commentary. Gastroenterology 2019; **156**: 36-42

15) Lichtenstein GR, Loftus EV, Isaacs KL, et al. ACG Clinical Guideline: Management of Crohn's Disease in Adults. Am J Gastroenterol 2018; **113**: 481-517（ガイドライン）

16) Sturm A, Maaser C, Mendall M, et al. European Crohn's and Colitis Organisation Topical Review on IBD in the Elderly. J Crohns Colitis 2017; **11**: 263-273

17) Toruner M, Loftus EV Jr, Harmsen WS, et al. Risk factors for opportunistic infections in patients with inflammatory bowel disease. Gastroenterology 2008; **134**: 929-936（ケースコントロール）

18) Kotlyar DS, Osterman MT, Diamond RH, et al. A systematic review of factors that contribute to hepatosplenic T-cell lymphoma in patients with inflammatory bowel disease. Clin Gastroenterol Hepatol 2011; **9**: 36-41（メタ）

19) Mack DR, Benchimol EI, Critch J, et al. Canadian Association of Gastroenterology Clinical Practice Guideline for the Medical Management of Pediatric Luminal Crohn's Disease. Gastroenterology 2019; **157**: 320-348（ガイドライン）［検索期間外文献］

20) de Francisco R, Castaño-García A, Martínez-González S, et al. Impact of Epstein-Barr virus serological status on clinical outcomes in adult patients with inflammatory bowel disease. Aliment Pharmacol Ther 2018; **48**: 723-730（コホート）

21) Hisamatsu T, Kato S, Kunisaki R, et al. Withdrawal of thiopurines in Crohn's disease treated with scheduled adalimumab maintenance: a prospective randomised clinical trial (DIAMOND2). J Gastroenterol 2019; **54**: 860-870（ランダム）［検索期間外文献］

22) Boyapati RK, Torres J, Palmela C, et al. Withdrawal of immunosuppressant or biologic therapy for patients with quiescent Crohn's disease. Cochrane Database Syst Rev 2018; **5**: CD012540（メタ）

23) Doherty G, Katsanos KH, Burisch J, et al. European Crohn's and Colitis Organisation Topical Review on Treatment Withdrawal ['Exit Strategies'] in Inflammatory Bowel Disease. J Crohns Colitis 2018; **12**: 17-31

第3章　治療

抗 TNF α 抗体製剤の休薬は可能か？

回答

● 抗 TNF α 抗体製剤休薬後の再燃は維持投与に比べて増加するため，再燃のリスクに加え安全性やコスト，患者の意志などを総合的に検討し慎重に判断する.

解説

抗 TNF α 抗体製剤による長期寛解例が増加するとともに，継続投与が通常である本薬剤の休薬を試みることが可能かどうかが論じられるようになった. 抗 TNF α 抗体製剤休薬の是非は，有効性だけでなく長期投与に対する負の側面（安全性や医療コスト，患者の治療疲弊など）を総合的に判断する必要がある.

抗 TNF α 抗体休薬後の成績は CD と UC で少しずつ異なる. CD では前向き試験が行われ（STORI 試験），免疫調節薬との併用下に 6 ヵ月以上のステロイドフリー寛解例においてインフリキシマブを休薬したところ 1 年後までに約半数が再燃し，男性，手術歴，貧血，炎症反応や便中カルプロテクチン高値などがそのリスク因子であったと報告された[1].

後ろ向き試験は UC・CD 双方で多数の検討が行われており，寛解期に抗 TNF α 抗体を休薬した場合，概ね約 20～40％の症例が休薬後 1 年で再燃すると報告されている[2~5]. CD では休薬後の免疫調節薬による維持が再燃予防のために有用であるとの報告も少数散見される[4,5]が，UC における休薬後の再燃予測因子に関しては一定のコンセンサスは得られていない.

文献

1) Louis E, Mary JY, Vernier-Massouille G, et al. Maintenance of remission among patients with Crohn's disease on antimetabolite therapy after infliximab therapy is stopped. Gastroenterology 2012; **142**: 63-70 （コホート）

2) Gisbert JP, Marín AC, Chaparro M. Systematic review: factors associated with relapse of inflammatory bowel disease after discontinuation of anti-TNF therapy. Aliment Pharmacol Ther 2015; **42**: 391-405 （メタ）

3) Kennedy NA, Warner B, Johnston EL, et al. Relapse after withdrawal from anti-TNF therapy for inflammatory bowel disease: an observational study, plus systematic review and meta-analysis. Aliment Pharmacol Ther 2016; **43**: 910-923 （メタ）

4) Casanova MJ, Chaparro M, García-Sánchez V, et al. Evolution After Anti-TNF Discontinuation in Patients With Inflammatory Bowel Disease: A Multicenter Long-Term Follow-Up Study: Am J Gastroenterol 2017; **112**: 120-131 （コホート）

5) Fiorino G, Cortes PN, Ellul P, et al. Discontinuation of Infliximab in Patients With Ulcerative Colitis Is Associated With Increased Risk of Relapse: A Multinational Retrospective Cohort Study. Clin Gastroenterol Hepatol 2016; **14**: 1426-1432.e1 （コホート）

FRQ **3-9**

CD の内瘻に対して抗 TNFα 抗体製剤は有用か？

回答

● CD の内瘻に対して抗 TNFα 抗体製剤を一律に選択する根拠は乏しく，手術を含め，症例ごとに総合的な判断を要する．

解説

本 FRQ の検討にあたっては，CD 患者の瘻孔性病変に対する抗 TNFα 抗体製剤の検討は，痔瘻など外瘻に対する既報が大半で内瘻に対する既報は少ないこと，内瘻と外瘻を区別していない検討があること，各種内瘻別の検討や責任病変である腸管病変の狭窄の有無などを区別した検討が乏しいこと，手術の有無が主要な評価項目になっている場合には観察期間によって結果が変わる可能性があること，などが課題となった．

内瘻には，消化管同士の内瘻のほか，消化管と尿路や膣との瘻孔などがあり，治療方針決定にあたっては，まず画像診断による交通部位の確認，責任腸管の活動性病変や狭窄の有無，瘻孔の形状や多発性，感染症状や膿瘍，腸管の短絡交通による下痢や吸収不良症候の有無などを正確に把握し，症例ごとに総合的に判断して，治療方針を決定することになる[1]．

この FRQ を判断する根拠となるエビデンスレベルの高い既報は乏しく，CD 瘻孔性病変に対する抗 TNFα 抗体製剤の有効性を検討した既報の多くは，痔瘻や腸管皮膚瘻など外瘻を対象としている[2]．抗 TNFα 抗体製剤の内瘻に対する効果は外瘻に比べて概ね不良で，インフリキシマブの ACCENTⅡ試験でも，直腸膣瘻 25 例の 14 週での瘻孔閉鎖率は 45% であった[3]．直腸膣瘻を主体とした性器関連瘻孔例 47 例に対するインフリキシマブの検討でも，瘻孔の完全閉鎖率は 17%，部分閉鎖率は 30% にとどまった[4]．また，131 例の性器関連瘻孔例におけるインフリキシマブやアダリムマブの有効性の検討では，1 年の瘻孔完全閉鎖率が 37%，部分閉鎖率が 22% で，41% が無効であった[5]．一方，腸管尿路瘻 97 例の検討では，観察期間 101 ヵ月で 80% の症例が外科手術を要し，抗 TNFα 抗体製剤投与例の 45% が手術を回避できた（観察期間 35 ヵ月）としている[6]．

こうしたなか，本邦の 20 施設によるインフリキシマブかアダリムマブ投与された内瘻 93 例（小腸小腸瘻ないし小腸大腸瘻 77%，腸管膀胱瘻 17%，腸管膣瘻 5%）の検討が近年報告され，観察期間約 4 年で，累積手術率が 47%，抗 TNFα 抗体製剤投与開始後 5 年時点での瘻孔閉鎖率が 27% であり，低疾患活動性（$p = 0.017$）と瘻孔の診断から抗 TNFα 抗体製剤投与までの期間が短いこと（$p = 0.048$）が，手術回避に関連した因子だったとしている[7]．

手術を要する場合でも，腸管病変に活動性病変が存在する場合には，術後再発予防の観点から，内科的治療により活動性を下げてから外科的手術を行うことが推奨されている[1,8]．無症候性の内瘻に対して，抗菌薬，免疫調節薬，抗 TNFα 抗体製剤などを単独ないし併用する内科的治療と，外科的手術の適応については，諸説が分かれているが，無症候性の場合には内科的治療を先行させ，効果不十分や経過不良に陥った場合には外科的治療を行うとする海外の文献が多い[1,8]．特に，手術侵襲が大きいと考えられる尿道や膣との瘻孔では，抗 TNFα 抗体製剤投与が試み

第3章 治療

られる場合が多いと思われる．しかし，無症候性であっても内瘻部分には炎症が残存し，特に腸管腸管瘻や腸管膀胱瘻などの場合，内科的治療による経過観察中に周辺の健常腸管を巻き込み，手術にいたった場合には切除腸管長が長くなってしまうという本邦専門外科医の意見も複数あり，今後，多数例の長期観察による検討が必要である[9]．

文献

1) Gionchetti P, Dignass A, Danese S, et al. 3rd European Evidence-based Consensus on the Diagnosis and Management of Crohn's Disease 2016: Part 2: Surgical Management and Special Situations. J Crohns Colitis 2017; **11**: 135-149

2) Lee MJ, Parker CE, Taylor SR, et al. Efficacy of Medical Therapies for Fistulizing Crohn's Disease: Systematic Review and Meta-analysis. Clin Gastroenterol Hepatol 2018; **16**: 1879-1892（メタ）

3) Sands BE, Anderson FH, Bernstein CN, et al. Infliximab maintenance therapy for fistulizing Crohn's disease. N Engl J Med 2004; **350**: 876-885（ランダム）

4) de la Poza G, López-Sanroman A, Taxonera C, et al. Genital fistulas in female Crohn's disease patients.: clinical characteristics and response to therapy. J Crohns Colitis 2012; **6**: 276-280（ケースシリーズ）

5) Le Baut G, Peyrin-Biroulet L, Bouguen G, et al. Anti-TNF therapy for genital fistulas in female patients with Crohn's disease: a nationwide study from the Groupe d'Etude Thérapeutique des Affections Inflammatoires du tube Digestif (GETAID). Aliment Pharmacol Ther 2018; **48**: 831-838（ケースシリーズ）

6) Taxonera C, Barreiro-de-Acosta M, Bastida G, et al. Outcomes of Medical and Surgical Therapy for Enterourinary Fistulas in Crohn's Disease. J Crohns Colitis 2016; **10**: 657-662（ケースコントロール）

7) Kobayashi T, Hishida A, Tanaka H, et al. Real-world Experience of Anti-tumor Necrosis Factor Therapy for Internal Fistulas in Crohn's Disease: A Retrospective Multicenter Cohort Study. Inflamm Bowel Dis 2017; **23**: 2245-2251（ケースシリーズ）

8) Lichtenstein GR, Loftus EV, Isaacs KL, et al. ACG Clinical Guideline: Management of Crohn's Disease in Adults. Am J Gastroenterol 2018; **113**: 481-517（ガイドライン）

9) 小金井一隆，辰巳健志，荒井勝彦，ほか．クローン病に対する外科的治療．臨床消化器内科 2011; **27**: 105-114

FRQ 3-10

消化管出血を伴う CD に対して抗 TNFα 抗体製剤は有用か？

回答

● 消化管出血を伴う CD に対して，抗 TNFα 抗体製剤治療はひとつの選択肢である．

解説

　CD では，まれに消化管からの大量出血を認める．まず，絶食，補液による保存的治療を積極的に開始し，腸管の安静を図る．薬物治療として，ステロイドやインフリキシマブが有効であったとする報告がある[1,2]．しかしながら，多数の症例をまとめた報告はない．また，免疫調節薬が下部消化管病変からの出血リスクを軽減するとの報告もある[3]．可能な場合は内視鏡的止血を試みる．血管造影ではバソプレシン動注や動脈塞栓療法が奏効したとの報告があるが[4,5]，動脈塞栓療法では腸管虚血による腸管壊死の問題がある．内科的治療で止血困難なときは，外科的治療が必要となる[6]．初回の大量出血に対する手術率は 20〜90％，保存的治療後の再出血に対する手術率は 30〜35％と報告されている[7,8]．

文献

1) Belaiche J, Louis E. Severe lower gastrointestinal bleeding in Crohn's disease: successful control with infliximab. Am J Gastroenterol 2002; 97: 3210-3211 （ケースシリーズ）
2) Aniwan S, Eakpongpaisit S, Imraporn B, et al. Infliximab stopped severe gastrointestinal bleeding in Crohn's disease. World J Gastroenterol 2012; 18: 2730-2734 （ケースシリーズ）
3) Kim KJ, Han BJ, Yang SK, et al. Risk factors and outcome of acute severe lower gastrointestinal bleeding in Crohn's disease. Dig Liver Dis 2012; 44: 723-728 （ケースシリーズ）
4) Homan WP, Tang CK, Thorbjarnarson B. Acute massive hemorrhage from intestinal Crohn's disease. Report of seven cases and review of the literature. Arch Surg 1976; 111: 901-905 （ケースシリーズ）
5) Alla VM, Ojili V, Gorthi J, et al. Revisiting the past: intra-arterial vasopressin for severe gastrointestinal bleeding in Crohn's disease. J Crohns Colitis 2010; 4: 479-482 （ケースシリーズ）
6) Kim E, Kang Y, Lee MJ, et al. Life-threatening lower gastrointestinal hemorrhage in pediatric Crohn's disease. Pediatr Gastroenterol Hepatol Nutr. 2013; 16: 53-60 （ケースシリーズ）
7) Robert JR, Sachar DB, Greenstein AJ. Severe gastrointestinal hemorrhage in Crohn's disease. Ann Surg 1991; 213: 207-211 （ケースシリーズ）
8) Belaiche J, Louis E, D'Haens G, et al. Acute lower gastrointestinal bleeding in Crohn's disease: characteristics of a unique series of 34 patients. Belgian IBD Research Group. Am J Gastroenterol 1999; 94: 2177-2181 （ケースシリーズ）

第3章　治療

BQ 3-10

トファシチニブは中等症〜重症難治性 UC に有用か？

回答

● トファシチニブは中等症〜重症難治性 UC に有用である.

解説

トファシチニブの中等症〜重症難治性 UC に対する寛解導入の有効性は，第 Ⅲ 相無作為化二重盲検プラセボ対照試験（OCTAVE-1, 2 試験）で評価されている．主要評価項目である 8 週時点での寛解率は，トファシチニブ 1 回 10mg 1 日 2 回実薬群（10mg 群）で 18.5％，16.6％に対し，プラセボ群は 8.2％，3.6％であり，有意に実薬群が高い[1]．また，OCTAVE-1, 2 試験のサブ解析によると，8 週間後に有効性を認めた症例の約 7 割は，投与開始 3 日後には，排便回数もしくは排便時出血の程度の改善を認めたとされ[2]，効果発現は比較的早いと考えられる．

寛解維持効果に関しては，OCTAVE Sustain 試験で評価されており，主要評価項目である 52 週時における寛解率はトファシチニブ群（5mg or 10mg，1 日 2 回）において 34.3％，40.6％であり，プラセボ群の 11.1％に比べ，いずれも有意に高かった[1]．

トファシチニブの治療対象としてあげられるのは，ステロイド依存/抵抗例といった難治症例である．他の分子標的治療薬（抗 TNFα 抗体製剤やベドリズマブ）とどちらを先に選択すべきかは，まだ一定の見解はなく，病勢や合併症などを考慮に入れ選択していく．

なお，トファシチニブは，肝代謝 70％，腎代謝 30％の薬剤であり，腎機能や肝機能障害を有する患者は減量投与が必要である．また，他の免疫抑制治療薬（チオプリン製剤，カルシニューリン阻害薬，抗 TNFα 抗体製剤）との併用は禁忌とされている．

文献

1) Sandborn WJ, Su C, Sands BE, et al. Tofacitinib as induction and maintenance therapy for ulcerative colitis. N Engl J Med 2017; 376: 1723-1736 （ランダム）
2) Hanauer S, Panaccione R, Danese S, et al. Tofacitinib induction therapy reduces symptoms within 3 days for patients with ulcerative colitis. Clin Gastroenterol Hepatol 2019; 17: 139-147 （ランダム）

BQ **3-11**

UC にトファシチニブを投与する際の安全性について留意すべき点は？

回答

● 感染症，特に帯状疱疹 (herpes zoster 感染症) の発症に留意する．関節リウマチ関連ではあるが，心血管系の疾患がある高齢患者には肺塞栓症のリスク増加が指摘されている．

解説

トファシチニブの安全性について，主な注意点を下記に示す．

1. 感染症関連

トファシチニブは免疫抑制薬であるためその投与により感染症のリスクは上昇する．日和見感染も含め感染症の発現には注意を要するが，投与開始後の感染症のなかでも特に注意を要するのは，帯状疱疹 (herpes zoster 感染症) である．OCTAVE 試験などのデータではトファシチニブ投与 UC 患者での帯状疱疹の発症率は 100 人・年あたり 4.07 とプラセボ群の 4 倍以上となっている．また，65 歳以上では発症率は 9.55 と上昇，アジア人種であることもリスクで，発症率は 6.49 である[1]．したがって，トファシチニブを投与する際には，帯状疱疹の初期症状出現に常に留意するよう患者に注意喚起を行う．

2. 悪性腫瘍関連

悪性腫瘍の発現に関しては，関節リウマチでの第 III 相臨床試験において，悪性腫瘍の発生が実薬群にのみにみられたという事象があったことから，当初トファシチニブ投与による悪性腫瘍の増加が危惧された．しかし，その後のリウマチにおける市販後調査[2]や，UC 対象の OCTAVE 試験関連の解析[3]では，トファシチニブ投与による悪性疾患の発現の増加は認められていない．しかし，観察期間がまだ短いため，今後も長期のデータ集積が必要である．

3. 血栓症関連

UC 患者におけるトファシチニブ投与症例の肺塞栓の発生率は 0.16/100 patients-years 程度とまれな有害事象とされており，治療群での明らかな血栓症の増加は認めていない[4]．しかしながら，関節リウマチの継続試験において，50 歳以上で，ひとつでも心疾患の危険因子がある症例 (たとえば，現在の喫煙，高血圧，高コレステロール血症，糖尿病，心臓発作の既往歴，冠動脈心疾患の家族歴，関節外病変) において，肺塞栓症，深部静脈血栓症，死亡の発現頻度が，TNF 阻害薬群と比較し，10 mg 1 日 2 回群で高い傾向であったことが FDA より公表されている[5]．よって，心疾患の危険因子を持つ，特に高齢者には，1 回 10 mg の長期投与は避けることが望ましい．

第3章 治療

4. その他

トファシチニブには JAK2 阻害作用もあるため，造血系の有害事象も起こりうる．よって，好中球数 $500/mm^3$ 未満，リンパ球数 $500/mm^3$ 未満，ヘモグロビン値 $8\,g/dL$ 未満の場合は投与禁忌とされている．

脂質代謝異常（総コレステロール値，LDL，HDL コレステロール値の増加など）も報告されている．定期的に脂質検査値をモニタリングし，臨床上問題になる上昇を認めた際は，高脂血症治療薬の投与などの適切な処置を行う．

5. 妊娠・授乳関連

妊婦への投与や授乳に関する安全性のデータはほとんどない．関節リウマチ・乾癬・UC に対する過去の治験中に発生した妊娠例の転帰については，一般人での妊娠のそれとは差がみられなかったとの報告はあるが，症例数は少なく，データが不十分である．動物実験では催奇形性の報告があり，現時点では，投与中は避妊を，また挙児希望時には，投与終了後少なくとも1月経周期は，妊娠の回避を勧めるべきである．

▌文献▌

1) Winthrop KL, Melmed GY, Vermeire S, et al. Herpeszoster infection in patients with ulcerative colitisreceiving tofacitinib. Inflamm Bowel Dis 2018; **24**: 2258-2265（コホート）
2) Harigai M. Growing evidence of the safety of JAK inhibitors in patients with rheumatoid arthritis. Rheumatology 2019; **58**; i34-i42（メタ）
3) Sandborn WJ, Panés J, D'Haens GR, et al. Safety of tofacitinib for treatment of ulcerative colitis, based on 4.4 years of data from global clinical trials. Clin Gastroenterol Hepatol 2019; **17**: 1541-1550（コホート）
4) Sandborn WJ, Panés J, Sands BE, et al. Venous thromboembolic events in the tofacitinib ulcerative colitis clinical development programme. Aliment Pharmacol Ther 2019; **50**: 1068-1076（コホート）
5) FDA approves Boxed Warning about increased risk of blood clots and death with higher dose of arthritis and ulcerative colitis medicine tofacitinib (Xeljanz, Xeljanz XR)　https://www.fda.gov/drugs/drug-safety-and-availability/fda-approves-boxed-warning-about-increased-risk-blood-clots-and-death-higher-dose-arthritis-and（2020 年 9 月 30 日閲覧）

CQ 3-9　

トファシチニブは抗 TNFα 抗体製剤の効果不十分 UC 例にも有用か？

推奨

● 無作為プラセボ対象比較試験にて，寛解導入ならびに維持効果が示されており，抗 TNFα 抗体製剤の効果不十分 UC 例に対しての使用を提案する．

【推奨の強さ：**弱**（Delphi 中央値：7），エビデンスレベル：**B**】

解説

　トファシチニブはその第 III 相国際共同治験の導入試験である OCTAVE Induction 1 と 2 の 2 つのコホートのトファシチニブ 10 mg 1 日 2 回の 8 週時の寛解率は，抗 TNFα 抗体製剤の治療歴のある患者でもプラセボより有意に優れていた［12.6% vs. 1.5%（$p < 0.01$, OCTAVE 1），12.0% vs. 0.0%（$p < 0.01$, OCTAVE 2）］[1]．維持試験の OCTAVE Sustain でも同様に 52 週時の寛解率が 36.6% とプラセボの 12.0% と比較して有意に高いことが示された（$p < 0.0001$）[1]．他製剤と比較したネットワークメタアナリシスでも，抗 TNFα 抗体製剤の効果不十分例に対する有用性が示されている[2]．

文献

1) Sandborn WJ, Su C, Sands BE, et al. Tofacitinib as Induction and Maintenance Therapy for Ulcerative Colitis. N Engl J Med 2017; **376**: 1723-1736（ランダム）

2) Singh S, Murad MH, Fumery M, et al. First- and Second-line parmacotherapies for patients with moderate to severely active ulcerative colitis: an updated network meta-analysis. Clin Gatroenterol Hepatol 2020; **18**: 2179-2191.e6（メタ）［検索期間外文献］

第 3 章　治療

UC に対してベドリズマブは有用か？

回答

● 中等症から重症の UC に対する寛解導入および寛解維持にベドリズマブは有用である.

解説

UC に対するベドリズマブ（VDZ）の有効性は海外および国内の臨床試験で証明されている[1,2]. 中等症から重症の活動期 UC を対象とした海外第Ⅲ相臨床試験（GEMINI 1）では，約 40％の症例は抗 TNFα抗体製剤不応例，約半数は VDZ 投与開始時にステロイドが併用されている難治例である[1]. 主要評価項目である VDZ 導入 6 週目の改善率は 47.1％（プラセボ群：25.5％），52 週目の寛解率は 41.8％（VDZ 8 週投与，プラセボ群：15.9％）であり，プラセボ群と比べ VDZ 群で有意に高い[1]. 粘膜治癒率についても VDZ 導入 6 週目で 40.9％（プラセボ群：24.8％），52 週目で 51.6％（VDZ 8 週投与，プラセボ群：19.8％）と VDZ 群で有意に高い[1,3]. GEMINI 1 試験の post-hoc 解析にて，VDZ の有効性は抗 TNFα抗体製剤ナイーブ例および不応例のいずれでも確認されている[4]. なお寛解維持における VDZ 8 週および 4 週間隔投与（日本では保険未承認）の有効性は同等である（寛解率：41.8％ vs. 44.8％，粘膜治癒率：51.6％ vs. 56.0％）[1]. 一方，日本で実施された国内第Ⅲ相臨床試験（CCT-101）では VDZ 導入 10 週目の改善率は 39.6％（プラセボ群：32.9％，$p=0.272$）であるが，60 週目の寛解率は 56.1％（プラセボ群：31.0％），粘膜治癒率は 63.4％（プラセボ群：33.3％）であり VDZ 群で有意に高い[2]. VDZ の長期寛解維持効果については，GEMINI LTS 試験にて VDZ による寛解導入に成功した後の寛解維持率は極めて高く，長期的な安定性が示されている（104 週：88％，152 週：96％）[5]. また，リアルワールドの複数のコホート研究をまとめたメタアナリシスでも，VDZ 投与 14 週目の改善率は 51〜56％，52 週目の寛解率は 39〜46％，ステロイドフリー寛解率は 42％（95％CI 31〜53％）であり，GEMINI 試験の治療成績とほぼ同等である[6,7]. 抗 TNFα抗体製剤ナイーブ例および不応例における VDZ の有効性はリアルワールドのデータでも示されているが，抗 TNFα抗体製剤不応例よりもナイーブ例での有効性が高いとする報告が多い[8,9]. さらに抗 TNFα抗体製剤ナイーブの UC 患者における生物学的製剤や JAK 阻害薬（トファシチニブ）の有効性を比較したネットワークメタアナリシスでは VDZ とインフリキシマブの有効性が最も高い[10]. 中等症から重症 UC を対象とした VDZ とアダリムマブ（ADM）の head-to-head の RCT（VARSITY 試験）では，52 週目の寛解率は VDZ 群で有意に高く（31.3％ vs. 22.5％），ステロイドフリー寛解率は ADM 群で高い傾向が認められている（12.6％ vs. 21.8％）[11]. 現在，海外のステートメントならびに日本の UC 治療指針ではステロイド抵抗例や依存例，チオプリン抵抗例，抗 TNFα抗体製剤不応例における VDZ が推奨されている[12]. しかしながら，抗 TNFα抗体製剤や抗 IL-12/23p40 抗体製剤など他の生物学的製剤との使い分けや選択の基準については定まっておらず，今後の検討が必要である.

▌文献▌

1) Feagan BG, Rutgeerts P, Sands BE, et al. Vedolizumab as induction and maintenance therapy for ulcerative colitis. N Engl J Med 2013; **369**: 699-710（ランダム）

2) Motoya S, Watanabe K, Ogata H, et al. Vedolizumab in Japanese patients with ulcerative colitis: A Phase 3, randomized, double-blind, placebo-controlled study. PLoS One 2019; **14**: e0212989（ランダム）

3) Mosli MH, MacDonald JK, Bickston SJ, et al. Vedolizumab for induction and maintenance of remission in ulcerative colitis: a Cochrane systematic review and meta-analysis. Inflamm Bowel Dis 2015; **21**: 1151-1159（メタ）

4) Feagan BG, Rubin DT, Danese S, et al. Efficacy of vedolizumab induction and maintenance therapy in patients with ulcerative colitis, regardless of prior exposure to tumor necrosis factor antagonists. Clin Gastroenterol Hepatol 2017; **15**: 229-239（ランダム）

5) Loftus EV Jr, Colombel JF, Feagan BG, et al. Long-term efficacy of vedolizumab for ulcerative colitis. J Crohns Colitis 2017; **11**: 400-411（非ランダム）

6) Engel T, Ungar B, Yung DE, et al. Vedolizumab in IBD-lessons from real-world experience; a systematic review and pooled analysis. J Crohns Colitis 2018; **12**: 245-257（メタ）

7) Schreiber S, Dignass A, Peyrin-Biroulet L, et al. Systematic review with meta-analysis: real-world effectiveness and safety of vedolizumab in patients with inflammatory bowel disease. J Gastroenterol 2018; **53**: 1048-1064（メタ）

8) Narula N, Peerani F, Meserve J, et al. Vedolizumab for ulcerative colitis: treatment outcomes from the VICTORY consortium. Am J Gastroenterol 2018; **113**: 1345-1354（コホート）

9) Kopylov U, Verstockt B, Biedermann L, et al. Effectiveness and safety of vedolizumab in anti-TNF-naïve patients with inflammatory bowel disease -A multicenter retrospective European study. Inflamm Bowel Dis 2018; **24**: 2442-2451（コホート）

10) Singh S, Fumery M, Sandborn WJ, et al. Systematic review with network meta-analysis: first- and second-line pharmacotherapy for moderate-severe ulcerative colitis. Aliment Pharmacol Ther 2018; **47**: 162-175（メタ）

11) Sands BE, Peyrin-Biroulet L, Loftus EV, Jr., et al. Vedolizumab versus adalimumab for moderate-to-severe ulcerative colitis. N Engl J Med 2019; **381**: 1215-1226（ランダム）

12) Harbord M, Eliakim R, Bettenworth D, et al. Third European evidence-based consensus on diagnosis and management of ulcerative colitis. Part 2: Current management. J Crohns Colitis 2017; **11**: 769-784（ガイドライン）

第3章 治療

CD に対してベドリズマブは有用か？

回答

● 中等症から重症の CD に対する寛解導入および寛解維持にベドリズマブは有用である.

解説

CD に対するベドリズマブ（VDZ）の有効性はいくつかの臨床試験で証明されている[1,2]. 海外第 III 相臨床試験（GEMINI 2 試験）の対象は, ステロイド, 免疫調節薬または抗 TNFα 抗体製剤のうち少なくとも 1 剤について治療失敗歴を有する中等症から重症の活動期 CD 患者であり, 1 剤以上の抗 TNFα 抗体製剤で治療失敗歴を有する症例が約 60% を占める. 主要評価項目である VDZ 導入 6 週目の寛解率は 14.5%（プラセボ群：6.8%）, 改善率は 31.4%（プラセボ群：25.7%, $p = 0.232$）, 52 週目の寛解率は 39.0%（VDZ 8 週投与, プラセボ群：21.6%）であり, プラセボ群と比べ VDZ 群で寛解率が有意に高い[1]. 抗 TNFα 抗体製剤不応例の CD に対する VDZ の寛解導入効果を検証した海外第 III 相臨床試験（GEMINI 3 試験）では, 主要評価項目である VDZ 導入 6 週目の寛解率には有意差を認めなかったが（VDZ 群：15.2%, プラセボ群：12.1%, $p = 0.433$）, VDZ 導入 10 週目の寛解率は 26.6%（プラセボ群：12.1%）であり VDZ 群で有意に高い[2]. GIMINI2 および 3 試験のデータを統合した post-hoc 解析では, VDZ の有効性は抗 TNFα 抗体製剤ナイーブ例および不応例のいずれでも確認されている[3]. なお GEMINI 2 試験で寛解維持における VDZ 8 週および 4 週間隔投与（日本では保険未承認）の有効性は同等である（52 週目寛解率：39.0% vs. 36.4%）[1]. 日本の国内第 III 相臨床試験（CCT-001）では, 主要評価項目である VDZ 導入 10 週目の改善率は 26.6%（プラセボ群：16.7%, $p = 0.1448$）, 60 週目の寛解率は 41.7%（プラセボ群：16.7%）であった[4]. しかし, 維持期に割り付けられた症例数が少なく（各群 12 例）, 統計学的な検討はできていない. CD に対する VDZ の長期寛解維持効果については, GEMINI LTS 試験において 104 週目および 152 週目での寛解率は 83%, 89% であり, VDZ の長期的な有効性が示されている[5]. 一方, 複数のコホート研究をまとめたリアルワールドデータでは VDZ 導入 14 週目の改善率は 49〜58%, 14 週目および 52 週目の寛解率はいずれも 30〜32% であるが[6,7], 臨床試験（GEMINI 試験）と比べ抗 TNFα 抗体製剤ナイーブ例の割合が少ないことを考慮するとほぼ同等の成績である. CD における VDZ の内視鏡的改善効果についてはオープンラベルの前向き試験（VERSIFY 試験）が実施され, VDZ 導入 26 週目および 52 週目における内視鏡的寛解率（SES-CD≦4）は 11.9%, 17.9%, また欧州で実施された多施設での検討（LOVE-CD 試験）では 33%, 36% であり, いずれも VDZ による内視鏡的改善効果が示されている[8,9].

文献

1) Sandborn WJ, Feagan BG, Rutgeerts P, et al. Vedolizumab as induction and maintenance therapy for Crohn's disease. N Engl J Med 2013; **369**: 711-721（ランダム）
2) Sands BE, Feagan BG, Rutgeerts P, et al. Effects of vedolizumab induction therapy for patients with Crohn's disease in whom tumor necrosis factor antagonist treatment failed. Gastroenterology 2014; **147**:

618-627（ランダム）

3）Sands BE, Sandborn WJ, Van Assche G, et al. Vedolizumab as induction and maintenance therapy for Crohn's disease in patients naïve to or who have failed tumor necrosis factor antagonist therapy. Inflamm Bowel Dis 2017; **23**: 97-106（ランダム）

4）Watanabe K, Motoya S, Ogata H, et al. Effects of vedolizumab in Japanese patients with Crohn's disease: a prospective, multicenter, randomized, placebo-controlled Phase 3 trial with exploratory analyses. J Gastroenterol 2020; **55**: 291-306（ランダム）

5）Vermeire S, Loftus EV Jr, Colombel JF, et al. Long-term efficacy of vedolizumab for Crohn's disease. J Crohns Colitis 2017; **11**: 412-424（非ランダム）

6）Engel T, Ungar B, Yung DE, et al. Vedolizumab in IBD-lessons from real-world experience; a systematic review and pooled analysis. J Crohns Colitis 2018; **12**: 245-257（メタ）

7）Schreiber S, Dignass A, Peyrin-Biroulet L, et al. Systematic review with meta-analysis: real-world effectiveness and safety of vedolizumab in patients with inflammatory bowel disease. J Gastroenterol 2018; **53**: 1048-1064（メタ）

8）Danese S, Sandborn WJ, Colombel JF, et al. Endoscopic, radiologic, and histologic healing with vedolizumab in patients with active Crohn's disease. Gastroenterology 2019; **157**: 1007-1018（コホート）

9）Löwenberg M, Vermeire S, Mostafavi N, et al. Vedolizumab induces endoscopic and histologic remission in patients with Crohn's disease. Gastroenterology 2019; **157**: 997-1006（コホート）

第3章 治療

抗 TNFα抗体製剤不応性の IBD に対してベドリズマブは有用か？

回答

- UC，CD のいずれにおいても抗 TNFα抗体製剤不応例に対してベドリズマブは有用である．
- 抗 TNFα抗体製剤不応性の IBD におけるベドリズマブは寛解維持期で特に有用である．

解説

　抗 TNFα抗体製剤不応性の IBD 患者に対するベドリズマブ（VDZ）の有用性は海外第 III 相臨床試験（GEMINI 試験）の post-hoc 解析で示されている [1,2]．UC 患者を対象とした GEMINI 1 試験の post-hoc 解析では，VDZ 導入 6 週目および 52 週目における有効性（改善率，寛解率，粘膜治癒率）は抗 TNFα抗体製剤ナイーブおよび不応群のいずれにおいても，プラセボ群と比べ VDZ 群で高い [1]．各有効性についてプラセボ群と VDZ 群における絶対値ならびにその差異（Δ%）で比較すると，VDZ 導入 6 週目の改善率は抗 TNFα抗体製剤ナイーブ群で 53.1%（プラセボ群：26.3%，Δ26.4%），不応群で 39.0%（プラセボ群：20.6%，Δ18.1%）であり，抗 TNFα抗体製剤不応群でやや低い．他の有効性（寛解率，粘膜治癒率）についても同様で，特にプラセボ群との差異（Δ%）については抗 TNFα抗体製剤不応群で著明に低い（TNF-naïve vs. TNF-failure，寛解：Δ15.5% vs. Δ7.0%，粘膜治癒：Δ23.9% vs. Δ9.9%）[1]．一方，VDZ 導入 6 週目とは対照的に，52 週目の各有効性（寛解，粘膜治癒，持続寛解，ステロイドフリー寛解）は抗 TNFα抗体製剤不応群，ナイーブ群でほぼ同等である［TNF-naïve vs. TNF-failure，寛解：Δ28.0% vs. Δ29.5%，粘膜治癒：Δ35.9% vs. Δ34.9%，持続寛解：Δ12.8% vs. Δ13.4%］[1]．また，VDZ 導入 14 週目（0，2，6 週の 3 回投与後）に臨床的寛解を達成した UC 患者における 52 週目の持続寛解率についてもほぼ同様である（TNF-naïve vs. TNF-failure，partial MES：68.6% vs. 62.3%，rectal bleeding score：61.8% vs. 52.6%）[3]．なお抗 TNFα抗体製剤不応の原因別（効果不良，効果減弱，不耐）による VDZ の有効性の差異については，症例数が少なく結論が得られていない [1]．

　一方，CD では GEMINI 2 および GEMINI 3 試験のデータを統合した post-hoc 解析で同様の検討が行われている [2]．GEMINI 1 試験の post-hoc 解析と同様に各有効性についてプラセボ群と VDZ 群の絶対値とその差異（Δ%）で比較すると，VDZ 導入 6 週目の寛解率は抗 TNFα抗体製剤ナイーブ群と比べ，不応群で低い［プラセボ vs. VDZ，TNF-naïve：10.6% vs. 22.7%（Δ12.6%），TNF-failure：9.7% vs. 13.3%（Δ4.1%）］[2]．VDZ 導入 10 週目では抗 TNFα抗体製剤不応，ナイーブ例のいずれでもほぼ同等である［プラセボ vs. VDZ，TNF-naïve：15.4% vs. 26.6%（Δ11.3%），TNF-failure：11.0% vs. 21.8%（Δ11.5%）］[2]．導入期における寛解率の推移でみると，抗 TNFα抗体製剤不応例における寛解率は 6 週目から 10 週目で顕著に上昇するが，抗 TNFα抗体製剤ナイーブ例では VDZ 導入早期から良好な寛解率を示す（TNF-failure：

13.3％→21.8％，TNF-naïve：22.7％→26.6％）[3]．また，VDZ 導入 52 週目におけるプラセボ群と VDZ 群の寛解率の差異（Δ％）は抗 TNFα 抗体製剤不応，ナイーブ例のいずれでもほぼ同等であり，抗 TNFα 抗体製剤不応例の原因や使用した製剤数との関連性も認めない[3]．VDZ のオープンラベル長期投与試験（GEMINI LTS）では，UC および CD のいずれにおいても抗 TNFα 抗体製剤ナイーブ群と不応群の間で長期寛解維持率に有意差はない[4,5]．抗 TNFα 抗体製剤治療歴を有する IBD 患者を多く含む複数のリアルワールドのコホート研究においても臨床試験とほぼ同等の有効性が報告されている[6~11]．以上より，UC および CD のいずれにおいても抗 TNFα 抗体製剤ナイーブ例，不応例にかかわらず VDZ は有用である．抗 TNFα 抗体製剤不応性の IBD 患者では VDZ の効果発現にやや時間を要するが，寛解維持期ではほぼ同等である．

▌文献▌

1) Feagan BG, Rubin DT, Danese S, et al. Efficacy of vedolizumab induction and maintenance therapy in patients with ulcerative colitis, regardless of prior exposure to tumor necrosis factor antagonists. Clin Gastroenterol Hepatol 2017; **15**: 229-239（ランダム）

2) Sands BE, Sandborn WJ, Van Assche G, et al. Vedolizumab as induction and maintenance therapy for Crohn's disease in patients naïve to or who have failed tumor necrosis factor antagonist therapy. Inflamm Bowel Dis 2017; **23**: 97-106（ランダム）

3) Feagan BG, Schreiber S, Wolf DC, et al. Sustained clinical remission with vedolizumab in patients with moderate-to-severe ulcerative colitis. Inflamm Bowel Dis 2019; **25**: 1028-1035（ランダム）

4) Loftus EV Jr, Colombel JF, Feagan BG, et al. Long-term Efficacy of Vedolizumab for Ulcerative Colitis. J Crohns Colitis 2017; **11**: 400-411（ランダム）

5) Vermeire S, Loftus EV Jr, Colombel JF, et al. Long-term Efficacy of Vedolizumab for Crohn's Disease. J Crohns Colitis 2017; **11**: 412-424（ランダム）

6) Shelton E, Allegretti JR, Stevens B, et al. Efficacy of Vedolizumab as Induction Therapy in Refractory IBD Patients: A Multicenter Cohort. Inflamm Bowel Dis 2015; **21**: 2879-2885（コホート）

7) Amiot A, Grimaud JC, Peyrin-Biroulet L, et al. Effectiveness and safety of vedolizumab induction therapy for patients with inflammatory bowel disease. Clin Gastroenterol Hepatol 2016; **14**: 1593-1601（コホート）

8) Amiot A, Serrero M, Peyrin-Biroulet L, et al. One-year effectiveness and safety of vedolizumab therapy for inflammatory bowel disease: a prospective multicentre cohort study. Aliment Pharmacol Ther 2017; **46**: 310-321（コホート）

9) Baumgart DC, Bokemeyer B, Drabik A, et al. Vedolizumab induction therapy for inflammatory bowel disease in clinical practice-a nationwide consecutive German cohort study. Aliment Pharmacol Ther 2016; **43**: 1090-1102（コホート）

10) Narula N, Peerani F, Meserve J, et al. Vedolizumab for ulcerative colitis: treatment outcomes from the VICTORY Consortium. Am J Gastroenterol 2018; 113: 1345-1354. Erratum in: Am J Gastroenterol 2018; **113**: 1912（コホート）

11) Dulai PS, Singh S, Jiang X, et al. The real-world effectiveness and safety of vedolizumab for moderate-severe Crohn's disease: results from the US VICTORY Consortium. Am J Gastroenterol 2016; **111**: 1147-1155（コホート）

第3章　治療

IBD に対するベドリズマブの安全性について留意すべき点は？

回答

- ベドリズマブ投与時の感染症としては呼吸器感染 (特に上気道感染) や腸管感染症 (*C. difficile* 感染など) に留意する.
- ベドリズマブ投与に伴う進行性多巣性白質脳症 (PML) の発症や悪性腫瘍との有意な関連性は現時点では報告されていない.
- 妊婦，授乳婦，挙児希望女性および小児に対する安全性は十分に確立されていない.

解説

UC および CD 患者を対象とした VDZ の 6 つの臨床試験 (第 II 相および第 III 相試験) をまとめた統合解析 (プラセボ群：504 名，VDZ 群：2,830 名) ではすべての有害事象，感染症や重篤な日和見感染，投与時反応，悪性腫瘍の発生率について両群間に差を認めない[1]. 4 年間にわたる市販後安全性調査 (PMS) やリアルワールドのコホート研究でも VDZ の安全性が示されている[2~4]. 9 つのコホート研究をまとめた検討では VDZ 投与例における感染症の発生率は 7.8％，なかでも呼吸器感染 (3.6％) と腹腔内・腸管感染 (2.0％) が多く，*Clostridioides difficile* (*C. difficile*) 感染が 1.2％にみられた[3]. VDZ の臨床試験をまとめた統合解析でも，VDZ 投与例における有害事象としての感染症の約半数は上気道感染であるが，VDZ 投与と呼吸器感染症の発症率増加との関連性はない[1,5]. また，リアルワールドデータをまとめたメタアナリシスでは腸管感染症である *C. difficile* 感染が 1~20％程度に認められ，注意を要する[4]. 臨床試験における投与時反応の発生率は 4％であり，症状としては悪心と頭痛が最も多く，投与時反応のため VDZ 投与中止にいたった症例は 1％未満である[1]. また，リアルワールドデータにおける非感染性の有害事象としては関節痛・関節炎，頭痛，嘔気が多く，統合解析の結果と同様である[1,3,4]. これまでの大規模臨床試験や PMS では VDZ 投与と直接的な因果関係のある進行性多巣性白質脳症 (progressive multifocal leukoencephalopathy：PML) の発症はない[1,2]. 悪性腫瘍については GEMINI LTS 試験や PMS のデータから，VDZ 投与と悪性腫瘍の関連性は認められていない[6]. しかし PML や悪性腫瘍の発生リスクについては今後の長期的な評価が必要である. 抗薬物抗体 (抗 VDZ 抗体) は GEMINI 試験で 52 週目まで VDZ を投与された IBD 患者の 3.9％ (56 例/1,434 例) で陽性であったが，その後の VDZ 長期継続投与 (GEMINI-LTS 試験) による抗体陽性率の上昇は認めていない[1]. 術前 VDZ 投与による術後合併症の発生リスクについては，複数のコホート研究をまとめたメタアナリシスで VDZ 投与群と生物学的製剤非投与群の間に有意差を認めていない[7,8]. また，術前の VDZ 投与と抗 TNFα 抗体製剤投与の比較においては，VDZ を投与された UC では術後合併症の発生リスクが有意に低下し[7]，一方，CD や IBD 患者全体では有意差を認めていない[7,8]. 現在，妊娠や授乳，ワクチン接種に関する VDZ のデータは限定的である[9~12]. VDZ は IgG1 サブクラスに属する免疫グロブリンであり，妊娠第 3 期以降に胎盤を通過する. 抗 TNFα 抗体製剤と比べ半減期も長く，胎児からの薬物クリアランスに時間を要する可能性がある. 妊

婦, 授乳婦, 挙児希望女性, 小児 IBD に対する VDZ 投与についてはさらなる検討が必要である. 以上のように IBD における VDZ の長期的な安全性については今後のデータ集積が必要である. しかしながら, VDZ は腸管選択性の高い生物学的製剤であり, 作用機序の点から他の生物学的製剤 (抗 TNFα 抗体製剤, 抗 IL-12/23p40 抗体製剤など) と比べると全身への影響が少なく, 感染症, 高齢者, 悪性腫瘍などのリスクが高い症例でも比較的投与しやすいと考えられる.

文献

1) Colombel JF, Sands BE, Rutgeerts P, et al. The safety of vedolizumab for ulcerative colitis and Crohn's disease. Gut 2017; **66**: 839-851 (ランダム)

2) Cohen RD, Bhayat F, Blake A, et al. The safety profile of vedolizumab in ulcerative colitis and Crohn's disease: 4 years of global post-marketing data. J Crohns Colitis 2020; **14**: 192-204 (コホート)

3) Bye WA, Jairath V, Travis SPL. Systematic review: the safety of vedolizumab for the treatment of inflammatory bowel disease. Aliment Pharmacol Ther 2017; **46**: 3-15 (メタ)

4) Schreiber S, Dignass A, Peyrin-Biroulet L, et al. Systematic review with meta-analysis: real-world effectiveness and safety of vedolizumab in patients with inflammatory bowel disease. J Gastroenterol 2018; **53**: 1048-1064 (メタ)

5) Feagan BG, Bhayat F, Khalid M, et al. Respiratory tract infections in patients with inflammatory bowel disease: Safety analyses from vedolizumab clinical trials. J Crohns Colitis 2018; **12**: 905-919 (ランダム)

6) Card T, Ungaro R, Bhayat F, et al. Vedolizumab use is not associated with increased malignancy incidence: GEMINI LTS study results and post-marketing data. Aliment Pharmacol Ther 2020; **51**: 149-157 (コホート)

7) Law CCY, Narula A, Lightner AL, et al. Systematic review and meta-analysis: preoperative vedolizumab treatment and postoperative complications in patients with inflammatory bowel disease. J Crohns Colitis 2018; **12**: 538-545 (メタ)

8) Yung DE, Horesh N, Lightner AL, et al. Systematic review and meta-analysis: vedolizumab and postoperative complications in inflammatory bowel disease. Inflamm Bowel Dis 2018; **24**: 2327-2338 (メタ)

9) Mahadevan U, Vermeire S, Lasch K, et al. Vedolizumab exposure in pregnancy: outcomes from clinical studies in inflammatory bowel disease. Aliment Pharmacol Ther 2017; **45**: 941-950 (ケースシリーズ)

10) Moens A, van Hoeve K, Humblet E, et al. Outcome of pregnancies in female patients with inflammatory bowel diseases treated with vedolizumab. J Crohns Colitis 2019; **13**: 12-18 (ケースシリーズ)

11) Bar-Gil Shitrit A, Ben Ya acov A, Livovsky DM, et al. Exposure to vedolizumab in IBD pregnant women appears of low risk for mother and neonate: A first prospective comparison study. Am J Gastroenterol 2019; **114**: 1172-1175 (コホート)

12) Wyant T, Leach T, Sankoh S, et al. Vedolizumab affects antibody responses to immunization selectively in the gastrointestinal tract: randomized controlled trial results. Gut 2015; **64**: 77-83 (ランダム)

第3章 治療

ベドリズマブ不応の IBD 患者に対して抗 TNFα抗体製剤は有用か？

回答

● ベドリズマブ不応の IBD に対する抗 TNFα抗体製剤の有効性についてのエビデンスは未集積であり，今後の検討課題である．

解説

　抗 TNFα抗体製剤不応の IBD 患者に対するベドリズマブの有効性はベドリズマブの臨床試験の post-hoc 解析で検討されている[1,2]．その結果，UC および CD いずれにおいても，抗 TNFα抗体製剤不応の患者ではベドリズマブの有効性は抗 TNFα抗体製剤の投与歴のない患者より劣ることが示されている．

　一方で，ベドリズマブ不応の IBD 患者に対する抗 TNFα抗体製剤の有効性を検討した文献は検索し得た範囲では，UC，CD ともに存在しなかった．この FRQ は治療戦略を考えるうえで重要であり，今後の検討課題である．

文献

1) Feagan BG, Rubin DT, Danese S, et al. Efficacy of vedolizumab induction and maintenance therapy in patients with ulcerative colitis, regardless of prior exposure to tumor necrosis factor antagonists. Clin Gastroneterol Hepatol 2017; **15**: 229-239（ランダム）
2) Sands BE, Feagan BG, Rutgeerts P, et al. Effects of vedolizumab induction therapy for patients with Crohn's disease in whom tumor necrosis factor antagonist treatment failed. Gastroenterology 2014; **147**: 618-627（ランダム）

FRQ **3-12** (9) ベドリズマブ

IBD 患者においてベドリズマブと免疫調節薬は併用すべきか？

回答

● IBD の患者においてベドリズマブに免疫調節薬を併用することの有益性は示されていないが，より長期のデータなど今後の研究結果の蓄積をみて判断する必要がある．

解説

　ベドリズマブ治療において免疫調節薬の併用による有効性を検討した無作為化比較試験はない．

　ベドリズマブと免疫調節薬の併用による有効性に関しては，ベドリズマブの UC に対する第Ⅲ相試験である GEMINI 1 試験のサブグループ解析において，6 週，52 週目の臨床寛解率，粘膜治癒率は免疫調節薬の併用の有無にかかわらず実薬でプラセボより高率であったと報告されている[1]．また，実臨床におけるベドリズマブの有用性を検討したコホート研究のほとんどは，UC，CD ともに免疫調節薬の併用はベドリズマブの有用性に影響を与えていなかったと報告している[2,3]．一方で少数例での検討ではあるが，CD 患者において免疫調節薬の併用が 54 週目の臨床的寛解および臨床的反応の予測因子であったという報告がある（オッズ比 8.33，95％CI 2.15〜32.26）[4]．

　免疫調節薬の併用はベドリズマブの血清トラフ濃度にも影響しないと報告されている[5]．また，抗ベドリズマブ抗体の陽性率も GEMINI 1，2 試験では，免疫調節薬を併用していた患者で 3％，併用していなかった患者で 4％であり[6]，その差は 1％に過ぎなかった．

　ベドリズマブと免疫調節薬の併用の安全性に関しては，ベドリズマブの臨床試験の統合解析では，免疫調節薬は重篤な感染症の予測因子ではなかったと報告されている[6]．一方で，免疫抑制治療（免疫調節薬もしくはステロイド）の併用が感染および重篤な有害事象のリスクを上昇させたとの報告もある（オッズ比 1.72，95％CI 1.20〜2.46）[7]．

文献

1) Hedin C, Halfvarson J. Should we use vedolizumab as mono or combo therapy in ulcerative colitis? Best Pract Res Clin Gastroenterol 2018; **32-33**: 27-34（ランダム）
2) Narula N, Peerani F, Meserve J, et al. Vedolizumab for ulcerative colitis: treatment outcomes from the VICTORY consortium. Am J Gastroenterol 2018; **113**: 1345-1354（コホート）
3) Dulai PS, Singh S, Jiang X, et al. The real-world effectiveness and safety of vedolizumab for moderate-severe Crohn's disease: results from the US VICTORY consortium. Am J Gastroenterol 2016; **111**: 1147-1155（コホート）
4) Allegretti JR, Barnes EL, Stevens B, et al. Predictors of clinical response and remission at 1 year among a multicenter cohort of patients with inflammatory bowel disease treated with vedolizumab. Dig Dis Sci 2017; **62**: 1590-1596（コホート）
5) Rosario M, Dirks NL, Gastonguay MR, et al. Population pharmacokinetics-pharmacodynamics of vedolizumab in patients with ulcerative colitis and Crohn's disease. Aliment Pharmacol Ther 2015; **42**: 188-202（横断）
6) Colombel JF, Sands BE, Rutgeerts P, et al. The safety of vedolizumab for ulcerative colitis and Crohn's disease. Gut 2017; **66**: 839-851（ランダム）
7) Meserve J, Aniwan S, Koliani-Pace J, et al. Retrospective analysis of safety of vedolizumab in patients with inflammatory bowel diseases. Clin Gastroenterol Hepatol 2019; **17**: 1533-1540（横断）

第3章 治療

CD の内視鏡的狭窄拡張術は外科手術回避につながるか？

推 奨

● CD の内視鏡的狭窄拡張術は短期的な外科手術回避につながるため，十分に適応を考慮して行うことを推奨する．

【推奨の強さ：強（Delphi 中央値：8），エビデンスレベル：C】

解説

　腸管狭窄は CD の主な消化管合併症のひとつであり，活動性腸管病変に伴う炎症性（浮腫性）狭窄と非活動性腸管病変にみられる線維性狭窄が存在する．ステロイドなどの抗炎症治療にて狭窄症状が改善しない場合は線維性狭窄を考え，内視鏡的狭窄拡張術の適応を検討するが，これらを厳密に鑑別することは困難であり，両者の様相を同時に呈することもありうる．

　内視鏡的狭窄拡張術の適応としては，①狭窄長が 5 cm 以下，②狭窄部に瘻孔や膿瘍を伴わない，③狭窄部に深い潰瘍が存在しない，④高度の弯曲や強度の癒着が存在しない病変，があげられる[1]．これらの適応基準を検討するために，CT，小腸造影，バルーン小腸内視鏡などの画像検査を行い，狭窄部近傍を十分に精査する必要がある．

　CD の内視鏡的狭窄拡張術の有効性と安全性に関する RCT は存在しない．近年，観察研究をもとにしたメタアナリシスがいくつか報告されており[2~6]，下部消化管（回腸，回腸大腸吻合部，大腸）病変を中心とした検討[3,5~7]においては，技術的成功率が 86~94％，臨床症状改善率が 58~87％と報告されている．上部消化管（胃十二指腸）病変に関しては，メタアナリシス[2]と前向き観察研究[7]にて技術的成功率が 93~100％，臨床症状改善率が 87％と報告されている．また，小腸病変のみを対象とした多施設前向きコホート研究[1]において技術的成功率が 94％，臨床的改善率が 66％と報告されている．いずれの報告においても優れた短期治療成績が示されており，外科治療回避に有効な治療方法として推奨される．

　一方で，内視鏡的狭窄拡張術後の長期的観察（22~33 ヵ月）では 56~74％の再拡張術率および 31~75％の手術率が認められている[2~6]．長期予後因子の解析では狭窄長があげられており，4~5 cm 以下で手術率が低下すると報告されている[3,5,7]．内視鏡的狭窄拡張術に伴う合併症は 2~6％と報告され，穿孔も 1~3％に認められており[2~6]，術中・術後の厳密なモニタリングと管理が必要である．

文献

1) Hirai F, Andoh A, Ueno F, et al. Efficacy of Endoscopic Balloon Dilation for Small Bowel Strictures in Patients With Crohn's Disease: A Nationwide, Multi-centre, Open-label, Prospective Cohort Study. J Crohns Colitis 2018; 12: 394-401（コホート）

2) Bettenworth D, Mucke MM, Lopez R, et al. Efficacy of Endoscopic Dilation of Gastroduodenal Crohn's Disease Strictures: A Systematic Review and Meta-Analysis of Individual Patient Data. Clin Gastroenterol Hepatol 2019; 17: 2514-2522（メタ）

3) Bettenworth D, Gustavsson A, Atreja A, et al. A Pooled Analysis of Efficacy, Safety, and Long-term Outcome of Endoscopic Balloon Dilation Therapy for Patients with Stricturing Crohn's Disease. Inflamm

Bowel Dis 2017; **23**: 133-142（メタ）

4) Navaneethan U, Lourdusamy V, Njei B, et al. Endoscopic balloon dilation in the management of strictures in Crohn's disease: a systematic review and meta-analysis of non-randomized trials. Surg Endosc 2016; **30**: 5434-5443（メタ）

5) Morar PS, Faiz O, Warusavitarne J, et al. Systematic review with meta-analysis: endoscopic balloon dilatation for Crohn's disease strictures. Aliment Pharmacol Ther 2015; **42**: 1137-1148（メタ）

6) Hassan C, Zullo A, De Francesco V, et al. Systematic review: Endoscopic dilatation in Crohn's disease. Aliment Pharmacol Ther 2007; **26**: 1457-1464（メタ）

7) Singh A, Agrawal N, Kurada S, et al. Efficacy, Safety, and Long-term Outcome of Serial Endoscopic Balloon Dilation for Upper Gastrointestinal Crohn's Disease-associated Strictures-A Cohort Study. J Crohns Colitis 2017; **11**: 1044-1051（コホート）

第3章　治療

IBD 関連大腸腫瘍に対して内視鏡的治療は推奨されるか？

回答

● 治療の安全性および同時性，異時性発癌に関する明確なエビデンスがなく推奨に言及できない．

解説

　2015 年の SCENIC international consensus statement では，polypoid dysplastic lesion を完全に切除できればその後の cancer risk は高くなく，大腸全摘よりも短期間（3〜6 ヵ月後）のサーベイランス内視鏡継続を推奨している[1]．しかし nonpolypoid lesion では弱い推奨となっている．

　本邦の ESD/EMR ガイドラインでは UC 関連腫瘍の内視鏡治療に関する記載は少なく，UC などの炎症性粘膜に合併する sporadic cancer は一括切除が望ましいとのみ記載されている[2]．

　これまでに colitis-associated cancer/dysplasia に対する ESD の成績が 67 症例/3 論文で報告されている[3〜5]．粘膜下層の線維化は 96％ でみられ，合併症は穿孔 4 例（5.9％），出血 13 例（19.4％）で根治切除率は 75％ と報告されている．異時性発癌の報告はなかったが，ESD 後の nonpolypoid dysplasia が 38％/24 ヵ月，11％/33 ヵ月，5％/21 ヵ月の頻度で報告され，5.6 個/100 patient years の異時性 dysplasia が認められていた．Matsumoto ら[6] は内視鏡治療を行った UC 関連腫瘍 7 例のうち異時性 cancer/dysplasia が 5 例（71％）に認められたと報告している．

　2018 年の Gastrointestinal Endoscopy editorial では，nonpolypoid dysplasia の ESD の適応として，①50 歳以上（若年者では長期経過で異時性発癌の潜在リスクがある可能性），寛解期，原発性硬化性胆管炎（PSC）患者以外．②単一，大きな陥凹のない病変で境界が認識できる．③ low-high grade dysplasia または高分化腺癌は粘膜下層浸潤が 1,000 μm 以下．低分化型腺癌，印環細胞癌は除く．が提案されている[7]．そして ESD 後の経過観察は 6〜12 ヵ月ごとに行い，瘢痕周囲からも生検を行うことも提案されている．また，内視鏡医だけでなく病理医，外科医とチームで治療，経過観察にあたる重要性についても言及されている．

　IBD 関連大腸腫瘍の内視鏡治療は上記のような条件下では，一定の有用性，安全性が得られる可能性はある．しかし，UC 関連腫瘍は，生検で評価できない腺管底部で異型度が高くなる病理学的特徴を有すること，術前の深達度診断が困難なこと，内視鏡的に認識が困難な flat dysplasia が存在しうるため，範囲診断が正確でない可能性がある[8,9]．正確な病理診断を目的とした total biopsy の意義で内視鏡的切除が行われることはあるが，本邦では治療的意義での推奨には言及できない．また，粘膜下層の線維化は高度で内視鏡治療の難易度が高いにもかかわらず合併症の検討は十分ではない．内視鏡治療後の観察期間が 2〜3 年と短く，さらなる長期予後に関する検討も十分ではない．したがって総合的な安全性は証明されておらず，明確な推奨に言及することはできない．

　今後，特に異時性発癌の頻度を明らかにする必要がある．また，内視鏡治療が後の大腸全摘手術に及ぼす影響，特に直腸粘膜切除部への影響に関しても十分な検討が必要である．内視鏡治療を行う場合にはエキスパートによる施行，術後短期間での経過観察を必須とすると報告さ

れているが，その定義，適切な方法，間隔は明らかではない．

文献

1) Laine L, Kaltenbach T, Barkun A, et al. SCENIC international consensus statement on surveillance and management of dysplasia in inflammatory bowel disease. Gastroenterology 2015; **148**: 639-651, e28（ガイドライン）

2) Tanaka S, Kashida H, Saito Y. Japan Gastroenterological Endoscopy Society guidelines for colorectal endoscopic submucosal dissection/endoscopic mucosal resection. Dig Endosc 2020; **32**: 219-239（ガイドライン）［検索期間外文献］

3) Lacopini F, Saito Y, Yamada M, et al. Curative endoscopic submucosal dissection of large nonpolypoid superficial neoplasm in ulcerative colitis (with videos). Gastrointest Endosc 2015; **82**: 734-738（ケースシリーズ）

4) Suzuki N, Toyonaga T, East JE. Endoscopic submucosal dissection of colitis-related dysplasia. Endoscopy 2017; **49**: 1237-1242（コホート）

5) Kinoshita S, Uraoka T, Nishizawa T, et al. The role of colorectal endoscopic submucosal dissection in patients with ulcerative colitis. Gastrointest Endosc 2018; **87**: 1079-1084（コホート）

6) Matsumoto K, Oka S, Tanaka S, et al. Long-Term Outcomes after Endoscopic Submucosal Dissection for Ulcerative Colitis-Associated Dysplasia. Digestion 2019; **10**: 1-11 ［検索期間外文献］

7) Soetikno R, East J, Suzuki N, et al. Endoscopic submucosal dissection for nonpolypoid colorectal dysplasia in patients with inflammatory bowel disease: in medias res. Gastrointest Endosc 2018; **87**: 1085-1094（ガイドライン）

8) Kawachi H. Histopathological diagnosis of ulcerative colitis-associated neoplasia. Dig Endosc 2019; **31** (Suppl 1): 31-35

9) 味岡洋一，佐野知江：潰瘍性大腸炎における大腸癌の病理組織学的特徴と生検診断．日本消化器病学会雑誌 2013; **110**：379-384

第3章 治療

UC 関連大腸癌のサーベイランスの対象は？

推奨

● 全大腸炎型・左側大腸炎型を対象に罹患 8 年から大腸内視鏡によるサーベイランスを行うことは有用であり，行うことを推奨する.

【推奨の強さ：強 (Delphi 中央値：8)，エビデンスレベル：C 】

解説

　長期罹患 UC 患者は大腸癌のリスクが高いことが知られており，その早期発見のために大腸内視鏡によるサーベイランスが行われている．サーベイランス内視鏡による大腸癌死亡率低減効果が Cochrane レビューで示されている[1]．このレビューによると UC と CD を合わせた 4 報の欧米の観察研究の統合解析により大腸癌死亡率はサーベイランス群が 8.5%，非サーベイランス群が 22.3% で有意にサーベイランス群の死亡率が低かった．また，日本の多施設の UC 合併大腸癌手術例の後方視的な解析でもサーベイランスを経て発見された症例はそうでない症例よりも全生存率が良好であることが示されている[2]．

　UC 患者におけるサーベイランス内視鏡の対象は，欧米のガイドラインによると UC 罹患から 8 年経過した全大腸炎型・左側大腸炎型とされている[3,4]．しかしながら UC に併発した大腸癌の約 2 割が UC 罹患 8 年未満で発見されており[2,5]，特に UC 発症年齢が 40 歳または 50 歳以上の症例に UC 発症早期の大腸癌が多いことから，UC 遅発症例では UC 罹患 8 年未満であっても大腸癌が合併している可能性を認識することが重要である[2,6]．また，欧米のガイドラインでは原発性硬化性胆管炎 (PSC) 症例は診断直後からのサーベイランスが推奨されている[3,4]．その理由として，PSC 症例では大腸炎の程度が軽度であることが多く発症時期がわかりにくいこと，PSC 自体が大腸癌のリスクが高いことなどがあげられる.

　サーベイランス内視鏡の間隔に関しては明確なエビデンスがないが，3 年以内の間隔で内視鏡を行わなかった症例では予後が有意に悪かったとするコホートの報告が存在する[7]．また，ECCO のガイドラインではリスク層別化により内視鏡間隔の推奨を設けているが[3]，高いエビデンスがあるわけではない．発症リスクと癌の進展スピードの両方を考慮した間隔設定が今後の課題である.

文献

1) Bye WA, Ma C, Nguyen TM, et al. Strategies for detecting colorectal cancer in patients with inflammatory bowel disease: a cochrane systematic review and meta-analysis. Am J Gastroenterol 2018; **113**: 1801-1809 （メタ）
2) Hata K, Anzai H, Ikeuchi H, et al. Surveillance colonoscopy for ulcerative colitis-associated colorectal cancer offers better overall survival in real-world surgically resected cases. Am J Gastroenterol 2019; **114**: 483-489 （コホート）
3) Rubin DT, Ananthakrishnan AN, Siegel CA, et al. ACG Clinical guideline: ulcerative colitis in adults. Am J Gastroenterol 2019; **114**: 384-413 （ガイドライン）
4) Magro F, Gionchetti P, Eliakim R, et al. Third European Evidence-based Consensus on Diagnosis and

Management of Ulcerative Colitis. Part 1: Definitions, Diagnosis, Extra-intestinal Manifestations, Pregnan-cy, Cancer Surveillance, Surgery, and Ileo-anal Pouch Disorders. J Crohns Colitis 2017; **11**: 649-670（ガイドライン）

5) Lutgens MW, Vleggaar FP, Schipper ME, et al. High frequency of early colorectal cancer in inflammatory bowel disease. Gut 2008; **57**: 1246-1251（コホート）

6) Winther KV, Jess T, Langholz E, et al. Long-term risk of cancer in ulcerative colitis: a population-based cohort study from Copen-hagen County. Clin Gastroenterol Hepatol 2004; **2**: 1088-1095（コホート）

7) Ananthakrishnan AN, Cagan A, Cai T, et al. Colonoscopy is associated with a reduced risk for colon can-cer and mortality in patients with inflammatory bowel diseases. Clin Gastroenterol Hepatol 2015; **13**: 322-329（コホート）

第3章 治療

UC 関連大腸癌サーベイランスにおいて，生検をどのように行うか？

推 奨

● UC サーベイランス内視鏡時の生検方法として狙撃生検はランダム生検と同等に有用であり，狙撃生検を行うことを推奨する．
【推奨の強さ：強（Delphi 中央値：8），エビデンスレベル：B】

解説

　UC 合併大腸癌に対するサーベイランス内視鏡時の生検方法に関しては，日本において狙撃生検とランダム生検を比較する RCT が行われ，主要エンドポイントである内視鏡 1 回あたりの腫瘍発見率が同等であったことから，RCT の対象となったような炎症が落ち着いている症例を対象にサーベイランスを行う場合には狙撃生検が推奨される[1]．一方で，内視鏡的に視認しにくい病変も少なからず存在し，ランダム生検からみつかる病変も指摘されている[2,3]．IBD 症例連続 1,000 例の検討ではランダム生検により腫瘍発見率が約 15％上乗せされ，特に鉛管様所見を呈する症例，原発性硬化性胆管炎（PSC）症例，dysplasia の既往がある症例でランダム生検が必要と報告されている[3]．10 cm ごとに 4 個ずつのランダム生検は効率が悪く現実的でないが，日本において腫瘍の存在部位として頻度が高いことが示されている直腸および S 状結腸の観察をより重点的に行い[2]，わずかな発赤などを手がかりに腫瘍を必ずしも疑わないような病変からも生検を行うことにより，早期発見をする工夫が必要である．

　UC 合併大腸癌サーベイランスにおける大腸内視鏡時の観察方法としては，色素内視鏡の有用性に関する論文が多く出され，白色光観察と色素内視鏡の腫瘍発見率を比較したメタアナリシスが出されている[4]．この論文の RCT のみに限定した統合解析では非高画素内視鏡では色素内視鏡の有用性が示されたが，高画素内視鏡ではその有用性が示されず，画素の向上とともに白色光観察と色素内視鏡の腫瘍発見率の差が縮まってきている可能性がある．なお，色素としてはそれぞれの RCT で様々な濃度のメチレンブルーまたはインジゴカルミンが使用されていた．また，NBI（narrow band imaging）に関しては以前のメタアナリシスで色素内視鏡と比較した有用性が否定されていたが[5]，近年の高画素 NBI が有効であるとする報告が出てきている[6]．様々なモダリティを適宜組み合わせながら腫瘍発見率を向上させる努力が必要である．

文献

1) Watanabe T, Ajioka Y, Mitsuyama K, et al. Comparison of Targeted vs Random Biopsies for Surveillance of Ulcerative Colitis-Associated Colorectal Cancer. Gastroenterology 2016; **151**: 1122-1130（ランダム）

2) Hata K, Anzai H, Ikeuchi H, et al. Surveillance Colonoscopy for Ulcerative Colitis-Associated Colorectal Cancer Offers Better Overall Survival in Real-World Surgically Resected Cases. Am J Gastroenterol 2019; **114**: 483-489（コホート）

3) Moussata D, Allez M, Cazals-Hatem D, et al. Are random biopsies still useful for the detection of neoplasia in patients with IBD undergoing surveillance colonoscopy with chromoendoscopy? Gut 2018; **67**: 616-624（コホート）

4) Feuerstein JD, Rakowsky S, Sattler L, et al. Meta-analysis of dye-based chromoendoscopy compared with standard- and high-definition white-light endoscopy in patients with inflammatory bowel disease at increased risk of colon cancer. Gastrointest Endosc 2019; **90**: 186-195 (メタ)

5) Bessissow T, Dulai PS, Restellini S, et al. Comparison of Endoscopic Dysplasia Detection Techniques in Patients With Ulcerative Colitis: A Systematic Review and Network Meta-analysis. Inflamm Bowel Dis 2018; **24**: 2518-2526 (メタ) ［検索期間外文献］

6) Bisschops R, Bessissow T, Joseph JA, et al. Chromoendoscopy versus narrow band imaging in UC: a prospective randomised controlled trial. Gut 2018; **67**: 1087-1094 (ランダム)

第3章 治療

CD 関連小腸・大腸癌のサーベイランスはどのように行うか？

回答

● CD 関連小腸，大腸癌に対するサーベイランスを行うことが推奨される．しかし適切な方法は明らかではない．

解説

CD に合併する消化管の発癌について，8 報告でメタアナリシスを行ったところ[1~8]，CD の大腸癌は standardized incidence ratio (SIR) 2.13 (95%CI 1.68〜2.7)，小腸癌では SIR 27.1 (95%CI 14.9〜49.2) と有意に高かった．発症リスクは一般人口よりも高いためサーベイランスを行うことが推奨される．しかし実際の有病率は，大腸癌 57/5,875 (0.97%)，小腸癌 17/6,264 (0.27%) であった．サーベイランスを推奨するにあたり，コストベネフィット，癌合併のリスク因子などを明らかにし，サーベイランス対象を明確にする必要がある．

発癌リスクは，長期罹患，肛門病変の合併，大腸病変，バイパス部などがあげられているが，明確なエビデンスをもって発癌リスクを証明した報告はない[9~11]．

サーベイランス方法については，欧米ガイドラインでは

・発症から 8〜10 年で screening colonoscopy を行う．

・20 年以上は毎年行う．

・indefinite dysplasia は 3〜6 ヵ月以内に再検．

・原発性硬化性胆管炎 (PSC) 合併症例は毎年行う．

と UC 同様に記載されている．

本邦では，直腸肛門部に癌合併頻度が高く[10,11]，長期経過例に対しては臨床症状の変化に留意し，癌を疑う場合には積極的に組織学的検索 (生検・細胞診) を行い早期発見に努めると厚生労働省の診断，治療指針で述べられている[12]．

具体的には

・肛門周囲，肛門管を含めた局所の評価は，必要に応じて麻酔下での検索を行う (examination under anesthesia：EUA)．

・内視鏡検査，瘻孔造影，CT，MRI，経肛門的超音波検査を用いて肛門管から直腸周辺の評価をする．

とされており，定期的な専門医の診察，生検 (EUA 含む)，腫瘍マーカーチェック，MRI 検査が推奨されている．

文献

1) Yano Y, Matsui T, Uno H, et al. Risks and clinical features of colorectal cancer complicating Crohn's disease in Japanese patients. J Gastroenterol Hepatol 2008; **23**: 1683-1688 (コホート)

2) Mizushima T, Ohno Y, Nakajima K, et al. Malignancy in Crohn's disease: incidence and clinical characteristics in Japan. Digestion 2010; **81**: 265-270 (コホート)

3) Bernstein CN, Blanchard JF, Kliewer E, et al. Cancer risk in patients with inflammatory bowel disease: a

population-based study. Cancer. 2001; **91**: 854-862（コホート）

4) Persson PG, Karlén P, Bernell O, et al. Crohn's disease and cancer: a population-based cohort study. Gastroenterology 1994; **107**: 1675-1679（コホート）

5) Jess T, Winther KV, Munkholm P, et al. Intestinal and extra-intestinal cancer in Crohn's disease: follow-up of a population-based cohort in Copenhagen County, Denmark. Aliment Pharmacol Ther 2004; **19**: 287-293（コホート）

6) Ekbom A, Helmick C, Zack M, et al. Increased risk of large-bowel cancer in Crohn's disease with colonic involvement. Lancet 1990; **336**: 357-359（コホート）

7) Fireman Z, Grossman A, Lilos P, et al. Intestinal cancer in patients with Crohn's disease. A population study in central Israel. Scand J Gastroenterol 1989; **24**: 346-350（コホート）

8) Jess T, Loftus EV Jr, Velayos FS, et al. Incidence and prognosis of colorectal dysplasia in inflammatory bowel disease: a population-based study from Olmsted County, Minnesota. Inflamm Bowel Dis 2006; **12**: 669-676（コホート）

9) Hamilton SR. Colorectal carcinoma in patients with Crohn's disease. Gastroenterology 1985; **89**: 398-407（ケースシリーズ）

10) Higashi D, Katsuno H, Kimura H, et al. Current State of and Problems Related to Cancer of the Intestinal Tract Associated with Crohn's Disease in Japan. Anticancer Res 2016; **36**: 3761-3766（コホート）

11) Hirano Y, Futami K, Higashi D, et al. Anorectal cancer surveillance in Crohn's disease. J Anus Rectum Colon. 2018; **2**: 145-154

12) クローン病肛門部病変に対する治療指針(2018 年 1 月改訂)．厚生労働省科学研究費補助金 難治性疾患等政策研究事業「難治性炎症性腸管障害に関する調査研究」（鈴木班）令和元年度分担研究報告書　潰瘍性大腸炎・クローン病診断基準・治療指針　令和元年度 改訂版（令和 2 年 3 月 31 日），p.39-40，2020 http://www.ibdjapan.org/（2020 年 9 月 30 日閲覧）（ガイドライン）

第3章 治療

回腸嚢炎 (pouchitis) に抗 TNFα抗体製剤は有用か？

回答

● 抗生物質抵抗性または依存性の回腸嚢炎に対して抗 TNFα抗体製剤投与が有用であるというエビデンスは限定的である.

解説

　回腸嚢炎は大腸全摘・回腸嚢手術後に回腸嚢内起こる非特異的な炎症である. 回腸嚢炎に対する治療の第一選択はシプロキサシンやメトロニダゾールなどの抗生物質投与であるが, 抗生物質抵抗性または依存性の症例に対する治療は確立されておらず, 実臨床では経験的に UC に対する治療に準じた治療が行われている.

　回腸嚢炎に対する抗 TNFα抗体製剤の有用性に関する比較試験としては, アダリムマブとプラセボの RCT が 1 件あるのみである[1]. この試験は 4 週以上の抗生物質に抵抗性の回腸嚢炎を対象として 24 例の登録を予定していたが, 最終的に登録されたのは 13 例でありそのうち 9 人のみが 12 週の治療を完遂した. 主要エンドポイントの PDAI の臨床項目 2 点以上の低下を満たした症例はアダリムマブ群 6 例中 3 例 (50%) プラセボ群 7 例中 3 例 (43%) で有意差を認めなかった. アダリムマブ関連の重大な有害事象は認められなかった.

　回腸嚢炎に対する抗 TNFα抗体製剤の有用性に関する後方視的な観察研究をまとめたメタアナリシスが存在するが[2], もととなった観察研究は対照を伴わない少数例の後方視的なケースシリーズが大半である. このメタアナリシスでは短期的な (約 8 週後) の臨床的寛解はインフリキシマブ 56% (95%CI 36～75%), アダリムマブ 38% (95%CI 8～72%) であり, 長期的な (約 12 ヵ月後) 寛解はインフリキシマブ 59% (95%CI 45～72%), アダリムマブ 30% (95%CI 15～46%) であった. また, 回腸嚢炎症例のなかで抗 TNFα抗体製剤が有効な症例としては, CD 様の要素 (回腸嚢よりも近位の回腸の炎症, 吻合部以外からの瘻孔や狭窄など) を伴う症例がそうでない症例よりも効果が高いことが示されている[2].

　したがって, 現段階では単アームの検討からは抗生物質抵抗性または依存性の回腸嚢炎に対して抗 TNFα抗体製剤投与が有用な可能性が示唆されるが, その有用性を証明するために適切な対照を用いた研究の蓄積が必要である.

文献

1) Kjær MD, Qvist N, Nordgaard-Lassen I, et al. Adalimumab in the treatment of chronic pouchitis. A randomized double-blind, placebo-controlled trial. Scand J Gastroenterol 2019; **54**: 188-193 (ランダム)

2) Huguet M, Pereira B, Goutte M, et al. Systematic Review With Meta-Analysis: Anti-TNF Therapy in Refractory Pouchitis and Crohn's Disease-Like Complications of the Pouch After Ileal Pouch-Anal Anastomosis Following Colectomy for Ulcerative Colitis Inflamm Bowel Dis 2018; **24**: 261-268 (メタ)

索 引

利益相反（COI）に関する開示

　日本消化器病学会では，ガイドライン委員会・ガイドライン統括委員と特定企業との経済的な関係につき，下記の項目について，各委員から利益相反状況の申告を得た．

　炎症性腸疾患（IBD）診療ガイドライン作成・評価委員，作成協力者には診療ガイドライン対象疾患に関連する企業との経済的な関係につき，下記の項目について，各委員，協力者から利益相反状況の申告を得た．

　申告された企業名を下記に示す（対象期間は 2017 年 1 月 1 日から 2019 年 12 月 31 日）．企業名は 2020 年 3 月現在の名称とした．

　A．自己申告者自身の申告事項
　1．企業や営利を目的とした団体の役員，顧問職の有無と報酬額
　2．株の保有と，その株式から得られる利益
　3．企業や営利を目的とした団体から特許権使用料として支払われた報酬
　4．企業や営利を目的とした団体より，会議の出席（発表，助言など）に対し，研究者を拘束した時間・労力に対して支払われた日当，講演料などの報酬
　5．企業や営利を目的とした団体が作成するパンフレットなどの執筆に対して支払った原稿料
　6．企業や営利を目的とした団体が提供する研究費
　7．企業や営利を目的とした団体が提供する奨学（奨励）寄附金
　8．企業等が提供する寄附講座
　9．その他の報酬（研究，教育，診療とは直接に関係しない旅行，贈答品など）
　B．申告者の配偶者，一親等内の親族，または収入・財産的利益を共有する者の申告事項
　1．企業や営利を目的とした団体の役員，顧問職の有無と報酬額
　2．株の保有と，その株式から得られる利益
　3．企業や営利を目的とした団体から特許権使用料として支払われた報酬

　利益相反の扱いに関しては，日本消化器病学会の「医学系研究の利益相反に関する指針および運用細則」（2019 年 1 月 1 日改訂版）に従った．

　統括委員および作成・評価委員，作成協力者はすべて，診療ガイドラインの内容と作成法について，医療・医学の専門家として科学的・医学的な公正さと透明性を担保しつつ，適正な診断と治療の補助ならびに患者の quality of life の向上を第一義として作業を行った．

　すべての申告事項に該当がない委員については，表末尾に記載した．

1. 統括委員と企業との経済的な関係

役割	氏名	開示項目A			開示項目B
		1	2	3	1
		4	5	6	2
		7	8	9	3
統括委員	渡辺　純夫	–	–	–	–
		–	–	–	–
		EAファーマ, 持田製薬, ヤクルト本社	–	–	–
統括委員	島田　光生	–	–	大鵬薬品工業, ツムラ	–
		アステラス製薬, アッヴィ, EAファーマ, エーザイ, MSD, 小野薬品工業, コヴィディエンジャパン, CLSベーリング, ジョンソン・エンド・ジョンソン, 大鵬薬品工業, 武田薬品工業, 中外製薬, 日本イーライリリー, 日本血液製剤機構, ノバルティスファーマ, バイエル薬品, メルクバイオファーマ	–	–	–
		–	–	–	–
統括委員	福田　眞作	–	–	–	–
		–	–	ブリストル・マイヤーズスクイブ	–
		旭化成ファーマ, アッヴィ, EAファーマ, エーザイ, MSD, 武田薬品工業, ファイザー, 持田製薬	–	–	–

2. 作成・評価委員・作成協力者と企業との経済的な関係

役割	氏名	開示項目A			開示項目B
		1	2	3	1
		4	5	6	2
		7	8	9	3
作成委員	渡辺　守	–	–	–	–
		EAファーマ, ギリアド・サイエンシズ, ゼリア新薬工業, セルトリオン, 武田薬品工業, 田辺三菱製薬, ファイザー, ヤンセンファーマ	–	アルフレッサファーマ, 科研製薬	–
		アステラス製薬, アッヴィ, あゆみ製薬, EAファーマ, MSD, キッセイ薬品工業, 杏林製薬, ゼリア新薬工業, 第一三共, 大鵬薬品, 武田薬品工業, 田辺三菱製薬, 日本化薬, ミヤリサン製薬, 持田製薬	旭化成メディカル, アッヴィ, EAファーマ, MSD, ギリアド・サイエンシズ, 協和発酵キリン, 杏林製薬, JIMRO, ゼリア新薬工業, 田辺三菱製薬, 中外製薬, 東レ, 富士レビオ	–	–
作成委員	仲瀬裕志	–	–	–	–
		アッヴィ, ゼリア新薬工業, セルジーン, 第一三共, 武田薬品工業, 田辺三菱製薬, JIMRO, ファイザー, 持田製薬, ヤンセンファーマ	–	HOYA Pentax Medical	–
		アッヴィ, ファイザー, EAファーマ, エーザイ, 大塚製薬, 杏林製薬, 武田薬品工業, 田辺三菱製薬, 日本化薬, バイエル薬品	–	–	–
作成委員	江﨑幹宏	–	–	–	–
		アッヴィ, EAファーマ, 武田薬品工業, 田辺三菱製薬, ヤンセンファーマ	–	–	–
		アッヴィ, EAファーマ, 田辺三菱製薬	–	–	–

役割	氏名	開示項目 A			開示項目 B
		1	2	3	1
		4	5	6	2
		7	8	9	3
作成委員	小林 拓	−	−	−	−
		アッヴィ，アルフレッサファーマ，EAファーマ，武田薬品工業，田辺三菱製薬，日本化薬，ファイザー，持田製薬，ヤンセンファーマ	−	−	−
		EAファーマ，公益財団法人日本応用酵素協会，ゼリア新薬工業，田辺三菱製薬，日本化薬	アッヴィ，EAファーマ，大塚ホールディングス，JIMRO，ゼリア新薬工業，杏林製薬，持田製薬	−	−
作成委員	猿田雅之	−	−	−	−
		アッヴィ，キッセイ薬品工業，ゼリア新薬工業，武田薬品工業，田辺三菱製薬，ファイザー，持田製薬，ヤンセンファーマ	EAファーマ	−	−
		EAファーマ，大塚製薬，キッセイ薬品工業，ゼリア新薬工業，持田製薬	−	−	−
作成委員	新﨑信一郎	−	−	−	−
		田辺三菱製薬，ヤンセンファーマ	−	−	−
		−	−	−	−
作成委員	中村志郎	アッヴィ，EAファーマ，キッセイ薬品，ゼリア新薬工業，武田薬品工業，田辺三菱製薬，持田製薬，ヤンセンファーマ	−	IQVIA，アッヴィ，シミック，日本ベーリンガーインゲルハイム	−
		アステラス製薬，アッヴィ，EAファーマ，キッセイ薬品工業，ゼリア新薬工業，武田薬品工業，田辺三菱製薬	旭化成メディカル，アッヴィ，EAファーマ，大塚製薬，杏林製薬，JIMRO，ゼリア新薬工業，田辺三菱製薬，持田製薬	−	−
作成委員	平井郁仁	−	−	−	−
		アッヴィ，EAファーマ，武田薬品工業，田辺三菱製薬，持田製薬，ヤンセンファーマ	−	−	−
		旭化成メディカル，アッヴィ，あゆみ製薬，EAファーマ，エーザイ，大塚製薬，キッセイ薬品工業，持田製薬	アッヴィ，EAファーマ，杏林製薬，JIMRO，ゼリア新薬工業，田辺三菱製薬	−	−
作成委員	平岡佐規子	田辺三菱製薬，ヤンセンファーマ	−	−	−
		−	−	−	−
作成委員	松浦 稔	−	−	−	−
		ヤンセンファーマ	−	−	−
		アッヴィ，日本化薬			

役割	氏名	開示項目A 1 / 4 / 7	開示項目A 2 / 5 / 8	開示項目A 3 / 6 / 9	開示項目B 1 / 2 / 3
作成委員	松岡克善	−	−	−	−
		アッヴィ，アルフレッサファーマ，EA ファーマ，キッセイ薬品工業，サーモフィッシャーダイアグノスティックス，ゼリア新薬工業，武田薬品工業，田辺三菱製薬，ファイザー，持田製薬，ヤンセンファーマ	武田薬品工業	積水メディカル	−
		アッヴィ，EA ファーマ，田辺三菱製薬，日本化薬，持田製薬	旭化成メディカル，アッヴィ，アステラス製薬，EA ファーマ，杏林製薬，協和発酵キリン，JIMRO，ゼリア新薬工業，田辺三菱製薬，UCB	−	−
作成委員	渡辺憲治	−	−	−	−
		アッヴィ，田辺三菱製薬，EA ファーマ，杏林製薬，キッセイ薬品工業，ファイザー，武田薬品工業	−	EA ファーマ，武田薬品工業	−
		アッヴィ，EA ファーマ，田辺三菱	旭化成メディカル，アッヴィ，EA ファーマ，大塚製薬，杏林製薬，JIMRO，ゼリア新薬工業，田辺三菱製薬，持田製薬	−	−
評価委員	久松理一	−	−	−	−
		アッヴィ，EA ファーマ，杏林製薬，セルジーン，武田薬品工業，田辺三菱製薬，日医工，ファイザー，持田製薬，ヤンセンファーマ	−	味の素，アルフレッサファーマ	−
		アッヴィ，EA ファーマ，JIMRO，第一三共，武田薬品工業，田辺三菱製薬，ファイザー，持田製薬	−	−	−
評価委員	長沼 誠	−	−	−	−
		武田薬品工業，ファイザー	−	持田製薬	−
		EA ファーマ	−	−	−
作成協力者	北詰良雄	−	−	−	−
		−	−	日立製作所	−
		−	−	−	−
作成協力者	鳥巣剛弘	−	−	−	−
		−	−	−	−
		アッヴィ，田辺三菱製薬	−	−	−
作成協力者	藤岡 審	−	−	−	−
		−	−	−	−
		EA ファーマ	−	−	−

法人表記は省略

下記の委員については申告事項なし.
統括委員：田妻 進，宮島哲也
ガイドライン作成協力：吉田雅博，山口直比古
作成委員：井上 詠，内野 基，杉本 健，畑 啓介，藤井俊光
評価委員：伊藤俊之
作成協力者：芦塚伸也，梅野淳嗣，上村修司，坂田資尚，高津典孝，竹中健人，平野敦士，冬野雄太，三好 潤，良原丈夫

組織としての利益相反

日本消化器病学会の事業活動における資金提供を受けた企業を記載する（対象期間は 2017 年 1 月 1 日から 2019 年 12 月 31 日）.

1）日本消化器病学会の事業活動に関連して，資金（寄附金等）を提供した企業名

①共催セミナー

旭化成ファーマ，旭化成メディカル，あすか製薬，アステラス製薬，アストラゼネカ，アッヴィ，アルフレッサファーマ，EA ファーマ，エーザイ，MSD，大塚製薬，オリンパス，キッセイ薬品工業，杏林製薬，協和キリン，ギリアド・サイエンシズ，クラシエ製薬，コヴィディエンジャパン，サーモフィッシャーダイアグノスティックス，三和化学研究所，塩野義製薬，シスメックス，JIMRO，積水メディカル，ゼリア新薬工業，セルトリオン・ヘルスケア・ジャパン，第一三共，大日本住友製薬，大鵬薬品工業，武田薬品工業，田辺三菱製薬，中外製薬，ツムラ，東ソー，東レ，日本イーライリリー，日本化薬，日本ジェネリック製薬協会，日本ベーリンガーインゲルハイム，ノーベルファーマ，バイエル薬品，ファイザー，フェリング・ファーマ，ブリストル・マイヤーズ スクイブ，マイラン EPD，ミヤリサン製薬，メディコスヒラタ，持田製薬，ヤンセンファーマ，ロート製薬

②特別賛助会員

旭化成メディカル，アステラス製薬，EA ファーマ，エスアールエル，オリンパス，杏林製薬，協和企画，協和キリン，興和，寿製薬，三和化学研究所，塩野義製薬，ゼリア新薬工業，第一三共，田辺三菱製薬，中外製薬，ツムラ，ニプロ，堀井薬品工業，ミノファーゲン製薬

③一般寄付金

旭化成ファーマ，あすか製薬，アステラス製薬，アストラゼネカ，アルフレッサファーマ，栄研化学，エーザイ，エスエス製薬，MSD，エルメットエーザイ，大塚製薬，大塚製薬工場，小野薬品工業，科研製薬，キッセイ薬品工業，杏林製薬，協和キリン，グラクソ・スミスクライン，クラシエ製薬，興和，寿製薬，佐藤製薬，サノフィ，沢井製薬，参天製薬，三和化学研究所，塩野義製薬，ゼリア新薬工業，セントラルメディカル，第一三共，大正製薬，大日本住友製薬，大鵬薬品工業，武田薬品工業，田辺三菱製薬，中外製薬，ツムラ，帝人ファーマ，テルモ，東和薬品，トーアエイヨー，冨木医療器，富山化学工業，鳥居薬品，ニプロファーマ，日本化薬，日本ケミファ，日本新薬，日本製薬，日本臓器製薬，日本ベーリンガーインゲルハイム，ノバルティスファーマ，バイエル薬品，バイオラックスメディカルデバイス，半田，ファイザー，扶桑薬品工業，ブリストル・マイヤーズ スクイブ，丸石製薬，マルホ，ミノファーゲン製薬，Meiji Seika ファルマ，持田製薬，ヤクルト本社，ロート製薬，わかもと製薬

2）ガイドライン策定に関連して，資金を提供した企業名

なし

＊法人表記は省略．企業名は 2020 年 3 月現在の名称とした.
＊上記リストは当学会本部にて資金提供を受けたものであり，支部にて提供を受けたものについては，今後可及的速やかにデータを整備し開示を行うものとする.

炎症性腸疾患（IBD）診療ガイドライン 2020（改訂第 2 版）

2016 年 11 月 10 日	第 1 版第 1 刷発行	
2018 年 3 月 30 日	第 1 版第 2 刷発行	
2020 年 11 月 15 日	第 2 版第 1 刷発行	
2021 年 3 月 15 日	第 2 版第 2 刷発行	

編集　一般財団法人日本消化器病学会
理事長　小池和彦
〒105-0004 東京都港区新橋 2-6-2 新橋アイマークビル 6F
電話　03-6811-2351

発行　株式会社 南 江 堂
発行者　小立健太
〒113-8410 東京都文京区本郷三丁目 42 番 6 号
電話　（出版）03-3811-7236　（営業）03-3811-7239
ホームページ　https://www.nankodo.co.jp/

印刷・製本　日経印刷株式会社

Evidence-based Clinical Practice Guidelines for Inflammatory Bowel Disease (IBD) 2020 (2nd Edition)
© The Japanese Society of Gastroenterology, 2020